Jose O'Daly

Analiza kliniczna i immunologiczna

Jose O'Daly

Analiza kliniczna i immunologiczna

O ostrej i przewlekłej leiszmaniozie skórnej, przed i po różnych zabiegach

Wydawnictwo Bezkresy Wiedzy

Imprint

Cover image: www.ingimage.com

This book is a translation from the original published under ISBN 978-620-0-78329-5.

Publisher:
Wydawnictwo Bezkresy Wiedzy
is a trademark of
Dodo Books Indian Ocean Ltd., member of the OmniScriptum S.R.L Publishing group
str. A.Russo 15, of. 61, Chisinau-2068, Republic of Moldova Europe
Printed at: see last page
ISBN: 978-620-0-54743-9

i

Analiza kliniczna i immunologiczna

Tabelazastrzeżeń

Analiza kliniczna i immunologiczna ostrej i przewlekłej Leiszmanizy Skórnej, przed i po różnych zabiegach.

José A. O'Daly[1,2], Humberto M. Spinetti[2], Joe Gleason[1], María B Rodríguez[2]

[1]Astralis LTD, 1076 Stuyvesant Ave, Irvington, New Jersey 07111, USA
e-mail: joseodaly@aol.com
[2]Instituto Venezolano de Investigaciones Científicas (IVIC), Altos de Pipe, Km. 10 Carretera Panamericana, Caracas 1010A, Wenezuela
Odpowiedni autor: José A. O'Daly, e-mail: jaocjesus@hotmail.com Telefon: 973-224-5723

Streszczenie

Amastigoty z *L(L)amazonensis(La); L(L)venezuelensis(Lv); L(V)brasiliensis(Lb) i L(L)chagasi(Lch)* były hodowane na płynnym podłożu hodowlanym bez obecności komórek ssaków (podłoże O'Daly'ego). 132 pacjentów z regionu hiperendemicznego (częstość występowania 24,8 o/oo) miało owrzodzenia, blizny i guzki, częściej występujące w nogach i ramionach po zakażeniu skórną leiszmaniozą (CL). Czas na remisję zmian chorobowych był: Samoistna remisja (SR): 7 tygodni; Glucantime®: 9 tygodni; szczepienie La, Lv, Lb, Lch amastigotes TLCK leczone i NP-40 ekstrahowane (VT): 7 tygodni; z autoklawizowaną L(L)mexicana promastigotes +BCG: 18 tygodni. Reakcja nadwrażliwości typu opóźnionego (Delayed type hypersensitivity response - DTH) z poliwalentną i monowalentną lejszmaniną była większa u chorych na CL niż u zdrowych ($p<0,05$) i zwiększała się w aktywnym zakażeniu wtórnym vs. pierwotnym ($p<0,0001$) przy wartości diagnostycznej 1,74 dla aktywnego zakażenia i 1,81 poklinicznej remisji zmian. Przeciwciała przeciwko amastigotom, charakteryzujące się enzymatycznym testem immunosorpcji (ELISA), zmniejszyły się w surowicach po klinicznej remisji w stosunku do zakażeń aktywnych, ($p<0,0001$), z wartością diagnostyczną dla antygenów La, Lv, Lb i Lch od 1,50 do 1,84. Częstotliwość występowania pasm antygenowych w immunoblottingach zmniejszyła się od 100% w surowicy z aktywnych zmian chorobowych do >50% i <50% częstotliwości po klinicznej remisji. Densytometria immunoblottingów z surowicami SR, po tym jak Glucantime® lub VT zmniejszył gęstość pasm po klinicznej remisji CL. Pasma antygenowe Amastigotes w immunoblotynkach z surowic kontrolnych, wyjaśnia wewnątrzkomórkowe pasożytnictwo indukowane przez normalne przeciwciała rozpoznające antygeny pasożytnicze po zaszczepieniu przez wektora. W każdym przypadku Leishmania spp. zidentyfikowano określone zespoły dla celów diagnostyki CL i działań następczych po zakażeniu. Szczepionka VT wywołała remisję kliniczną zmian chorobowych i ochronę przed zakażeniem CL.

Słowa kluczowe: *leiszmanioza skórna, badanie kliniczne, szczepionka amastigotes, odporność humoralna, odporność komórkowa, immunoblottings*

Wprowadzenie

Leishmaniasis jest globalną zoonozą pochodzącą z obszarów tropikalnych i subtropikalnych, w której ludzie służą jako przypadkowi gospodarze. Ze względu na częstość występowania choroby, jedna dziesiąta światowej populacji (700 milionów ludzi) jest narażona na ryzyko zakażenia. Na świecie odnotowuje się 12 milionów przypadków, a liczba nowych zakażeń leiszmaniozą trzewną (VL) i skórną (CL) wynosi odpowiednio około 0,5 i 1,5 miliona nowych przypadków rocznie [5, 8, 23].

Objawy kliniczne wahają się od samoograniczających się zmian skórnych do postępującej choroby trzewnej. Środkami kontrolnymi są wczesne wykrywanie przypadków i chemioterapia, które zostały zahamowane przez toksyczność leków, poważne skutki uboczne i oporność na leki u pasożytów. Kontrola wielu żywicieli i wektorów zbiornikowych jest trudna, a częste nawroty są widoczne u żywiciela ludzkiego. Nie udało się opracować skutecznych i przystępnych cenowo szczepionek przeciwko leiszmaniozie i jest to bardzo pożądane. W ciągu ostatniej dekady poczyniono znaczne postępy w zrozumieniu mechanizmów immunologicznych leżących u podstaw potencjalnych antygenów kandydujących, w tym zabitych promastygontów, żywych atenuowanych pasożytów, surowych pasożytów, czystych lub rekombinowanych białek Leishmania lub DNA kodujących białka leishmanialne, a także immunomodulatorów ze śliny muchy piaskowej, jednak bardzo niewiele szczepionek kandydujących wyszło poza stadium eksperymentalne [8, 40].

CL jest jedną z najczęstszych dermatoz tropikalnych na świecie, jej częstość występowania wzrasta, a w krajach nieendemicznych, w tym w Wielkiej Brytanii, coraz częściej diagnozuje się ją u migrantów, powracających podróżnych i personelu wojskowego. Testy diagnostyczne nie zawsze były wystarczająco czułe i pomimo szerokiego zakresu zabiegów, często zdarzają się słabe odpowiedzi terapeutyczne i działania niepożądane. W ostatniej dekadzie nastąpił znaczący postęp w diagnostyce molekularnej, w zrozumieniu odpowiedzi immunologicznej gospodarza na zakażenie oraz w nowych interwencjach terapeutycznych i rozwoju szczepionek [4].

Leiszmaniasis występuje jako spektrum zespołów klinicznych podzielonych na formy skórne, śluzówkowe, rozproszone i trzewne. Epidemiologia i cechy kliniczne są bardzo zróżnicowane ze względu na wiele czynników, począwszy od gatunków i szczepów pasożytów, poprzez kilka wektorów i genetyki żywicieli, aż po środowisko. Większość tradycyjnych metod leczenia jest toksyczna z wieloma niepożądanymi reakcjami i wymaga długiego okresu podawania. Stosowanie bardziej skutecznych, mniej toksycznych leków jest ograniczone, ponieważ całkowity koszt leczenia jest bardzo wysoki i może rozwinąć oporność na leki. Kilka strategii mających na celu modulowanie odpowiedzi immunologicznej gospodarza, takich jak immunoterapia, może prowadzić do profilaktycznej i/lub klinicznej remisji leiszmanizy zarówno w warunkach laboratoryjnych, jak i terenowych. Nie ma skutecznej szczepionki do stosowania u ludzi przeciwko leiszmaniozie [53].

Leiszmanioza śluzówkowa (ML) jest rzadką chorobą na świecie, nawet na obszarach endemicznych. Wyniki badań cytologicznych wykazały wolne i wewnątrzkomórkowe amastigoty, tworzenie się ziarniniaków charakteryzujące się ostrym i przewlekłym stanem zapalnym, histiocyty, wielojądrowe komórki olbrzymie, mastocyty i komórki osocza. ML może być mylony z łagodnymi i złośliwymi zmianami chorobowymi. Tak więc cechy kliniczne, histologiczne i cytologiczne razem pomagają w rozpoznaniu ML [20].

W badanej populacji 162 pacjentów miało potwierdzoną patologię CL; 44% kobiet, wiek wahał się od 5 miesięcy do 70 lat. Żaden z pacjentów nie był leczony z powodu zakażenia Leishmania. Pasożyt został wyizolowany we krwi przez posiew 50 pacjentów (30,9%). Analiza izoenzymów potwierdziła fakt, że organizmy we krwi i skórze były takie same. Wykrywalność pasożytów we krwi chorych z CL była wysoka, co podkreśla potencjał inwazyjny pasożyta, który wydostał się ze skóry [41].

Choroba ma kilka objawów klinicznych, w zależności od zakażenia Leishmania spp. i stanu odporności żywiciela. Pozakomórkowe procykliczne promastigoty w wektorze piaskowym dojrzewają do metacyklicznych promastigotów (motylkowych), które ewoluują do amastigotów (niemotylkowych), gdy tylko dostaną się do komórek żywiciela kręgowców po ugryzieniu przez owada. Po posiłku z krwią u zakażonych żywicieli, amastigota w końcu ewoluuje do formy promastigoty w wektorze, zamykając cykl. Dojrzałe, zakaźne, metacykliczne promastigoty posiadają powierzchniowe glikokoniugaty, takie jak glikosyloinozytolfopholipid (GIPL) i lipofosfoglikan (LPG), czyli czynnik zjadliwości dojrzałego promastigotu, który hamuje działanie układu dopełniacza [22]. Wewnątrz żywiciela, metacykliczne promastigoty są pobierane przez makrofagi poprzez wiązanie w celu uzupełnienia receptorów 1 i 3 lub receptora białka C reaktywnego, a po 24-72 godziny przekształcają się w wewnątrzkomórkowe amastigoty bez powierzchni GIPL lub LPG. Amastigoty zaczynają się namnażać w wakuoli pasożytniczej w makrofagach, hamując IFN-γ i produkcję tlenku azotu (NO) i nadtlenku [7].

Odpowiedź immunologiczna u ludzi i zwierząt doświadczalnych jest wywoływana przez formę zdumiewającą, a nie przez pozakomórkową formę zdumiewającą, która wchodzi do docelowej komórki gospodarza bezpośrednio po zakażeniu i nie jest widziana przez układ odpornościowy gospodarza. Amastigoty hamują prezentację antygenu poprzez tłumienie ekspresji MHC klasy I i klasy II, zarówno u podstaw, jak i po stymulacji IFNγ [60, 61]. Z drugiej strony makrofagi zakażone *L. (L)major* mogą wyrażać prawidłowe poziomy cząsteczek MHC klasy II, ale hamować prezentację antygenu poprzez zakłócanie ładowania antygenów do cząsteczki MHC klasy II [24]. Inną stosowaną techniką immunosupresji jest sekwencjonowanie antygenów Leishmania ze szlaku prezentacji antygenu MHC II, co pozwala przetrwać żywym pasożytom u zarażonych żywicieli poprzez uniknięcie aktywacji komórek CD4+ T, krytycznego składnika układu odpornościowego gospodarza, jakim jest Leishmania [31].

Najszerzej badaną chorobą leiszmanową jest postać CL wywoływana przez *L. L(L)dur*, *L(L)aethiopica* i *L(L)tropica* w starym świecie oraz kompleks *L(L)meksykany* zbudowany przez *L(L)meksykanę, L(L)amazonensis i L(L)venezuelensis*, lub kompleks *L(V) braziliensis* utworzony przez *L(V) braziliensis, L(L) colombiensis, L(L) guyanenesis, L(L) panamensis i L(L) peruviana* w nowym świecie [4]. W przypadku *L(V)braziliensis* zakażenie może również rozprzestrzeniać się na błony śluzowe dające początek postaci leiszmanizy skórnej (MCL) choroby. Najpoważniejszą postacią choroby jest VL, który, jeśli nie jest leczony, ma wysoką śmiertelność. Charakteryzuje się gorączką, wyniszczeniem, hepatosplenomegalią i hipergamaglobulinemią i jest spowodowana przez członków kompleksu *L(L)donovani, w skład* którego wchodzą: *L(L)donovani* w starym świecie, *(L)infantum* w basenie Morza Śródziemnego i *L(L)chagasi* w Nowym Świecie [29]. Ziarniniak skóry składa się z granulocytów, limfocytów, komórek nabłonkowych, monocytów, makrofagów, komórek prezentujących antygen (APC) i fibroblastów w miejscu zakażenia. Oprócz zabijania pasożytów, aktywowane makrofagi wytwarzają różne cytokiny, takie jak TNFα, IL-6, IL-18, IL-12 i IFNγ, indukujące ochronną odpowiedź immunologiczną typu Th1 [7,28].

CL ma różne objawy kliniczne w zależności od statusu immunologicznego gospodarza. Komórki T CD4+ i CD8+ oraz ich mediatorzy odgrywają fundamentalną rolę w odpowiedzi gospodarza na zakażenie Leishmania, a także poszukuje się molekuł antygenowych do wykorzystania jako przyszłych szczepionek i narzędzi do testów prognostycznych. Nierozpuszczalna frakcja antygenowa pochodząca od pasożytów stymulowała przede wszystkim komórki CD4+ T, podczas gdy rozpuszczalna frakcja antygenowa wykazywała profil mieszany, przy czym komórki CD4+ T były głównie odpowiedzialne za cytokiny Th2, a CD8+ T za cytokiny Th1 [11].

Resztki pasożytów pozostają w żywicielu na zawsze i mogą być reaktywowane u żywicieli z obniżoną odpornością i w wyniku AIDS [2,65]. TNF odgrywa kluczową rolę w obronie przed wewnątrzkomórkowymi infekcjami Leishmania, chorobą, która kończy się śmiertelnie u myszy TNF-/-. Rozdzielczość ustalonego zakażenia pośredniczy IFN-γ wytwarzany przez komórki T CD4+ w odpornych szczepach myszy C57BL/6. Reakcja IFN-γ pozwala makrofagom na rozwinięcie aktywności lejszmanowatej jako ekspresji indukowanej syntazy tlenku azotu (iNOS) i NO. W przeciwieństwie do nich, szczep BALB/c wrażliwy rozwija odpowiedzi komórek IL-4 i IL-10 za pośrednictwem CD4+ T [32]. VL charakteryzuje się dużą ilością pasożytów w śledzionie, wątrobie i szpiku kostnym. Jednak pasożyt stwierdza jedynie przewlekłe zakażenia w śledzionie i szpiku kostnym, ponieważ zakażenie w wątrobie ulega samoistnemu rozpuszczeniu w ciągu 6-8 tygodni z powodu zdominowanej przez Th1 odpowiedzi ziarniniakowej, charakteryzującej się wysoką produkcją IFN-γ. Pasożyty wywołują odpowiedzi immunosupresyjne IL-10 i upośledzone funkcjonalnie CD8(+) T-komórkowe odpowiedzi na unikanie odporności [68]. Neutrofile są szybko werbowani do miejsca szczepienia Leishmania, gdzie fagocytują pasożyty, z których część jest w stanie przeżyć w tych pierwszych komórkach żywiciela, zapewniając im przejściowe schronienie, przed wejściem do makrofagów, gdzie będą się rozmnażać [16].

Brak kontroli nad zakażeniem związany jest z produkcją cytokin przeciwzapalnych takich jak IL-4, IL-10, IL-13 i TGF-β w CL oraz IL-10, TGF-β w VL [1]. Zakażenie L. donovani może wywołać potencjalnie hamującą odpowiedź cytokinową związaną z komórkami Th2 i to właśnie przyćmienie odpowiedzi Th2 przez odpowiedź związaną z komórkami Th1 prowadzi do opanowania zakażenia [38]. Prawdziwy wkład reakcji humorystycznej jest nadal przedmiotem debaty. Wyzwaniem jest identyfikacja antygenów i zrozumienie, jak współdziałają ze sobą humoralne i komórkowe mechanizmy odpornościowe [14]. Badania nad różnymi patogenami wewnątrzkomórkowymi wykazały, że przeciwciała mogą pełnić funkcję ograniczającą zakażenie, gdy pasożyt jest narażony na działanie środowiska pozakomórkowego jako promastigot lub amastigotes. Istnieje coraz więcej dowodów na to, że skuteczna szczepionka wiąże się z zapotrzebowaniem na podgrupę Th1 komórek CD4+ wraz z komórkami Th2, CD8+ i B [59].

Leczenie CL pozostaje wyzwaniem, większość dostępnych leków jest wstrzykiwana i tylko niewielka liczba randomizowanych badań klinicznych została wykonana w celu ich walidacji, a wynik leczenia może zależeć od przyczynowego gatunku *Leishmania.* Analiza leczenia wykazała skuteczność 58,1% dla pentamidyny i 55,5% dla megluminy. Łagodne lub umiarkowane działania niepożądane były zgłaszane przez 40% pacjentów, szczególnie bóle stawów (20,3%) w grupie meglumines oraz ból (35,1%) lub indurations (10,8%) w miejscu wstrzyknięcia w grupie pentamidyn. Pentamidyna i meglumina wykazują podobną skuteczność w leczeniu CL powodowanego przez *L(L) guyanensis*. Biorąc pod uwagę niską skuteczność obu leków, istnieje pilna potrzeba nowego podejścia terapeutycznego [55].

Wszystkie dostępne zabiegi mają poważne toksyczne skutki uboczne. Miltefozyna jest analogiem alkilofosfolipidowym w różnych przejawach klinicznych leiszmanizy. Myszy BALB/c zakażone *L(L)amazonensis* leczone miltefozyną wykazywały znaczną zależną od dawki redukcję wielkości zmian. U myszy leczonych miltefosyną do 250 dni po zakończeniu leczenia nie stwierdzono żadnych zmian chorobowych ani obecności DNA pasożytów [34].

Częstotliwość występowania CL i MCL wzrasta na całym świecie. Nie istnieje żaden międzynarodowy standard złota dla optymalnego zarządzania. Niemiecka wspólna grupa robocza ds. Leishmaniasis, utworzona przez Towarzystwa Medycyny Tropikalnej, Chemioterapii i Dermatologii, ustanowiła wytyczne dla diagnostyki i leczenia CL i MCL w Niemczech. Gatunki powinny być identyfikowane w A): New World CL/MCL do rozróżnienia między *L(L)mexicana-complex* i podrodzajem *Viannia*, B): w podejrzeniu zakażenia *L(L)mexicana-complex* do odróżnienia od *L(L)amazonensis*, i C): w Old World CL do odróżnienia między *L(L)infantum* i *L(L)major*, *L(L)tropica*, lub *L(L)aethiopica*. Terapia systemowa była zalecana dla
1): zmiany złożone tj. > 3 zmiany zakażone, obecność zapalenia węzłów chłonnych, 2): zmiany oporne na leczenie, 3): Zmiany podrodzaju *Viannia* lub *L(L)amazonensis*, 4): w MCL i 5): w zmianach rekalcytarnych, lub rozsianych lub rozproszonych zmianach skórnych. Miejscowa terapia została uznana za właściwą w przypadku nieskomplikowanych zmian chorobowych w Old World CL; *L(L)mexicana-complex* i u kobiet w ciąży. W zakażeniu antymonem perylowym *L(L)major*, w połączeniu z krioterapią, zastosowano paromomycynę 15% w chlorku metylo-benzetonium 12% oraz termoterapię [9].

Stosowanie antymonu pentawalentnego, głównego środka leczniczego w przypadku Leishmaniasis, jest ograniczone przez jego toksyczność i wzrost braku reakcji. Inne leki przeciwalergiczne są niedostępne w wielu krajach dotkniętych chorobą, a ponieważ podejście oparte na szczepieniach nie okazało się jeszcze skuteczne, chemioterapia pozostaje jedyną alternatywą, co podkreśla potrzebę określenia nowych celów lekowych [19, 54, 62].

Pentawalentne leki antymonialne są lekami pierwszej linii w leczeniu CL. Druga linia leków obejmuje amfoterycynę B i pentamidynę. W 65 badaniach zawartych w opublikowanej serii leczono łącznie 4359 pacjentów z 12 krajów zainfekowanych ośmioma różnymi Leishmania spp. Najczęściej zgłaszanymi klinicznymi działaniami niepożądanymi pentawalentnych leków antymonialnych i pentamidyny były: ból mięśniowo-szkieletowy, zaburzenia żołądkowo-jelitowe oraz łagodne i umiarkowane bóle głowy. Elektrokardiograficzne wydłużenie odstępu QT oraz łagodny lub umiarkowany wzrost enzymów wątrobowych i trzustkowych były dodatkowym działaniem niepożądanym pentawalentnych leków antymonialnych. Pacjenci leczeni liposomalną amfoterycyną B mieli łagodną duszność i rumień. Działania niepożądane związane z miltefosyną to wymioty, nudności, kinetoza, bóle głowy, biegunka, a także łagodny i umiarkowany wzrost aminotransferaz i kreatyniny [54]. Chociaż nastąpił znaczny postęp w leczeniu VL, nadal istnieją wyzwania, aby zapewnić, że leczenie skuteczne w Indiach jest również skuteczne w innych regionach świata, a także aby określić leczenie leiszmanizy skórnej po kala-azarze.

Należy znaleźć bezpieczne doustne, krótkotrwałe leczenie tych chorób. Postępy w leczeniu prostych lub złożonych postaci CL, innych niż miejscowe preparaty paromomycyny, są nieliczne [19].

Od ponad 50 lat formy kliniczne choroby są leczone za pomocą pentawalentnych związków antymonialnych. Nowe systemy dostarczania leków dla rozwoju nowych chemioterapeutyków oraz nowe badania zwróciły uwagę na niektóre technologie biofarmaceutyczne przy projektowaniu strategii dostarczania leków, takie jak nanocząsteczki, liposomy, ślimaki i niespecyficzne białka przenoszące lipidy. Obserwacje te służą jako podstawa do wskazania nowych dróg rozwoju i projektowania skutecznych leków przeciw Leishmanii [70].

Istnieje coraz więcej dowodów na to, że prawdziwa zachorowalność na tę chorobę jest niedoceniana, szczególnie w regionach hiperendemicznych. Choroba pojawia się u pacjentów z obniżoną odpornością, poddawanych przeszczepowi szpiku kostnego lub narządów stałych lub leczonych lekami biologicznymi. Ponadto rozmieszczenie oddziałów wojskowych i podróże do obszarów endemicznych wiążą się z obserwacją rosnącej liczby pacjentów z chorobami skóry. Coraz większą uwagę zwracają nowe podejścia terapeutyczne, takie jak stosowanie miltefozyny w przypadku CL i paromomycyny w przypadku VL, a także stosowanie różnych leków przeciwleśniczych w skojarzeniu w leczeniu [5].

Trwałość lub rozwiązanie leiszmanizy jest regulowane przez odpowiedzi immunologiczne gospodarza.

Współstymulacja jest ważnym sygnałem wtórnym, który reguluje zakres, siłę i kierunek odpowiedzi immunologicznej. Wykazano, że współstymulacja przez rodzinę CD40, B7 i OX40 wpływa na wynik po zakażeniu Leishmania, a manipulowanie tymi drogami obiecuje zastosowanie w terapii immunologicznej leishmaniasis [71].

Skuteczna szczepionka antyleiszmanowa pozostaje nieuchwytna. Stwierdzono istotną ochronę przed zakażeniem poprzez gruntowanie szczepu myszy LmjMAPK10 BALB/c, który jest wrażliwym żywicielem. Oporność na zakażenie jest na ogół związana z mieszaną odpowiedzią Th1/Th2 na zakażenie po uodpornieniu DNA LmjMAPK10 lub kombinacji DNA i białka [33].

Jednym z głównych problemów przy opracowywaniu szczepionek jest wdrożenie nowych adiuwantów w celu poprawy prezentacji antygenu i wywołania ochronnej odpowiedzi immunologicznej. Cząsteczki białka szoku cieplnego (HSP) są znane jako naturalne adiuwanty. Zwiększona synteza HSP występuje w komórkach prokariotycznych i eukariotycznych, gdy są one narażone na stres. Komórki chronią się przed śmiertelnością, ponieważ HSP zakłócają niekontrolowany rozwój białka występującego pod wpływem stresu i stanowią docelowe antygeny odpowiedzi immunologicznej [72]. Mogą one stymulować wrodzoną i adaptacyjną odpowiedź immunologiczną na choroby zakaźne i nowotwory. Lipofosfoglikan 3 (LPG3), homologiczny Leishmania z GRP94 (białko regulowane glukozą 94), członek rodziny HSP90, zajmuje się montażem LPG jako najobfitszej makrocząsteczki na powierzchni przodków Leishmania. LPG3 był testowany jako kandydat na szczepionkę w dwóch schematach, DNA/DNA i prime-boost (DNA/Protein), przeciwko *dużemu* zakażeniu *L(L)* w modelu myszy BALB/c. LPG3 i jego fragment (rNT-LPG3) są wysoce immunogenne u myszy BALB/c i mogą stymulować produkcję zarówno IgG1 jak i IgG2a. W strategii szczepień ochronnych prime-boost poziom odpowiedzi przeciwciał był wyższy w porównaniu do szczepień DNA/DNA. Poziom IFN-γ w supernatancie splenocytów z myszy szczepionych

DNA/DNA i prime-boostów był istotnie wyższy w porównaniu z grupami kontrolnymi. Reaktywność surowicy wobec LPG3 u chorych na VL była istotnie większa w porównaniu z chorymi na CL [3].

Badano szczepienia rozpuszczalnymi antygenami amastigoty (AmaAg) i promastigoty (ProAg) z *L(V)shawi w przebiegu* zakażenia u myszy BALB/c. Po uodpornieniu się na AmaAg, grupa kwestionowana wykazała większą wielkość zmian i obciążenie pasożytnicze w skórze i węzłach chłonnych, związane ze zmniejszonym stężeniem interleukiny (IL)-2, IL-4, IL-10, interferonu (IFN)-γ i azotanów w supernatancie z hodowli komórek węzłów chłonnych, wraz ze wzrostem stężenia transformującego czynnika wzrostu (TGF)-β i humoralnej odpowiedzi immunologicznej. Immunizacja preparatem ProAg doprowadziła do zmniejszenia wielkości zmian chorobowych i zmniejszenia liczby żywych pasożytów w skórze. Ochrona wiązała się ze wzrostem IL-12, IFN-γ, TGF-β i azotanów oraz spadkiem poziomu IL-4 i IL-10. Jeśli chodzi o humoralną odpowiedź immunologiczną, to w grupie ProAg-challengenged zweryfikowano istotne obniżenie poziomu immunoglobuliny(Ig) G przeciwko Leishmania. Analiza tych wyników sugeruje, że rozpuszczalny AmaAg powodował supresyjną komórkową odpowiedź immunologiczną u myszy, sprzyjając rozprzestrzenianiu się infekcji, natomiast ProAg powodował częściową ochronę związaną ze zwiększoną komórkową odpowiedzią immunologiczną [56].

W celu ochrony myszy BALB/c przed zakażeniem *L(L)chagasi* przetestowano dwóch kandydatów na szczepionkę. Preparatami immunogennymi były antygenowe ekstrakty *L(L)amazonensis* lub *L(V)braziliensis* w połączeniu z adiuwantem saponiny. Myszy otrzymywały trzy podskórne dawki jednej z tych szczepionek raz w tygodniu przez trzy tygodnie, a cztery tygodnie później dożylnym wstrzyknięciem kwestionowano je z promastigotami *L(L)chagasi*. Obydwaj kandydaci na szczepionkę spowodowali znaczne zmniejszenie obciążenia pasożytniczego wątroby, a ekstrakt antygenowy *L(L)amazonensis* również stymulował zmniejszenie obciążenia pasożytniczego śledziony. Ochrona ta związana była z tłumieniem cytokin interleukin (IL)-10 i IL-4 przez komórki śledziony w odpowiedzi na antygen *L(L)chagasi*. Nie stwierdzono żadnych zmian w produkcji IFN-γ. Te immunogenne preparaty zmniejszają odpowiedź immunologiczną TH2 prowadząc do kontroli replikacji pasożytów [26].

W pracy przedstawiono dowody na ochronne działanie białek nierozpuszczalnych pochodzących od amastigotów hodowanych w płynnym podłożu hodowlanym bez komórek ssaków, indukowanie odpowiedzi humoralnej i komórkowej u zaszczepionych ochotników oraz efekt immunoterapeutyczny dla klinicznej remisji leiszmanizy skórnej u ludzi.

WYNIKI

Próba grupy badanej (n=132) z "La Planta", region hiperendemiczny dla CL, rozpowszechnienie 24,8 o/oo, miała średni wiek 25,1±17,1 lat; przedział od 0,5 do 62 lat; 45,5 % kobiet; ze zmianami w odsłoniętych obszarach ciała, które podlegały różnym zabiegom w ciągu pięciu lat obserwacji. W badanej grupie podobny odsetek chorych miał blizny (49,25%) i owrzodzenia (49,25%) po zakażeniu pierwotnym, natomiast 1,5% miało guzki skórne. Niepowtarzalne owrzodzenia stwierdzono u 109/132 chorych (82,57%), a mnogie owrzodzenia u 23/132 chorych (17,43%), (tab. I). Powierzchnia wrzodu wynosiła średnio 8,62±7,65 cm2 z zakresem od 0,44 do 33,18 cm2. Zmiany pierwotne (n= 170) rozkładały się jak w tabeli 1, ich ewolucja w zmianach pierwotnych wynosiła średnio 2,37±3,32 miesiąca, od 15 dni do 9 miesięcy.

Zabiegi zostały rozdzielone w następujący sposób: 23,48% miało spontaniczną remisję (SR) zmian i nie otrzymało żadnego leczenia, 28,03% otrzymało Glucantime®, 34,09% miało autoklawowane promastigoty + BCG, a 14,39% otrzymało białka z amastigotu po leczeniu TLCK i ekstrakcji NP-40. Wybrano złoty standard czasu remisji 7,4 tygodnia, wybrany spośród pacjentów z SR CL. Większość pacjentów leczonych preparatem Glucantime® miała 9 tygodniowy czas remisji, podczas gdy 34 z 45 pacjentów, którzy otrzymywali promastigoty *L(L)meksykany* + BCG, miało 18 tygodni, najdłuższy czas remisji w badanej grupie. Leczenie pacjentów ze szczepionką od amastigotesa po TLCK i NP-40 (VT) wykazało czas remisji 7,4 tygodnia, podobny do złotego standardu (tab. 1). Jedenaście na 45 pacjentów nie otrzymało tabletek z promastigotami +BCG (24,44%), z tej grupy 9 pacjentów potrzebowało 44 dawki Glucantime® na drugi zabieg, prawie dwukrotnie więcej niż pacjenci leczeni po raz pierwszy wyłącznie preparatem Glucantime®. Dwóch z jedenastu pacjentów miało odpowiednio 12 i 16 dawek VT, czyli dwa razy więcej niż pacjenci leczeni po raz pierwszy samą szczepionką VT. Również czas remisji w drugim zabiegu Glucantime® (23,3 tygodnia) w grupie, która otrzymywała promastigotki +BCG był ponad dwukrotnie dłuższy niż po pierwszym zabiegu samym Glucantime® (9,02 tygodnia). Pacjenci, u których zastosowano leczenie VT, otrzymywali 6 dawek na całkowitą remisję w ciągu 7 tygodni, przy czym w ciągu 5 lat obserwacji nie zaobserwowano nawrotów (tab. I).

Tabela 1: Zmiany u pacjentów z pierwotnym zakażeniem i ich leczenie

Lesions (%) = n/132						
Wrzody (49.25)	Blizny (49.25)	Guzki (1.55)	Unikalne wrzody (82,57)	Wielokrotne wrzody (17.43)	Ewolucja 2,37± 3,32 miesiące	
Lokalizacja 170 zmian chorobowych u 132 ludzkich wolontariuszy, n, n/170 = (%)						
Prawa noga	Lewa noga	Prawa ręka	Lewe ramię	Brzuch	Thorax	Szyja głowy
69(40.58)	43(25.29)	22(12.94)	15(8.82)	6(3.52)	7(4.11)	8(4.70)
Ewolucja leczenia u pacjentów (n=132) z pierwotnymi zmianami chorobowymi						
Zabiegi (%), n	Dawki	Remisja (%), n	Tygodnie zadaniowe	Dawki [Drugie] leczenie	Remisja [2.] leczenie, tygodnie	
Spontaniczna remisja (23.48), 31/132	żaden	Całkowita remisja	7.41±2.71	żaden	żaden	
Glucantimea (28.03), 37/132	24.54±15.07	Całkowita remisja (94.59 %), 35/37	9.02±5.04	żaden	żaden	
		Brak remisji (5.4%), 2/37	żaden	7 (VT)[b]	7±1	
Autoklawowane promastigoty *L(L)meksykana* +BCGb (34.09), 45/132	5.8±2.3	Całkowita remisja (75.55%), 34/45	18.32±11.3	żaden	żaden	
		Brak remisji (24.44%), 11/45	żaden	(Glu)[a] 9/11 44.4±27.4	23.3±10.43	
				(VT)[c] 2/11 14±2.83	14.0±2.8	
Leishmania amastigotes (VT)[c] (14.39), 19/132	6.36±3.41	Całkowita remisja	7.4±2.7	żaden	żaden	

[a]Pentawalentny antymonial: Antymonian megluminy lub Glucantime® (Klej).

[b]BCG: Bacillus Calmette-Guerin

[c]VT: Leishmania amastigotes (La, Lv, Lb, Lch) po obróbce TLCK i ekstrakcji NP-40.

Pacjenci z wtórnymi zakażeniami (n=32) mieli średnio 24,69±19,06 roku życia; przedział wiekowy od 1 do 62 lat, 46,87% stanowiły kobiety, a blizny stwierdzono u wszystkich pacjentów. Czas między remisją a nawrotami wynosił średnio 30,14±27,43 miesiąca i mieścił się w przedziale 1-111 miesięcy. U czterech pacjentów nawroty pojawiły się na krawędzi blizn powstałych w wyniku pierwotnego zakażenia. Przeważały unikatowe blizny (65%), głównie w prawej nodze (32,5%). Wraz z bliznami, przy nawrotach pojawiło się 37 nowych zmian chorobowych (tabela 2). W chorobach wrzodowych dominowały zakażenia wtórne (87,5%), przy podobnym odsetku rąk i nóg (18,91-29,72%). W zakażeniach wtórnych czas SR (8,5±3,4 tygodnia), czas Glucantime® na remisję (8,71±2,49 tygodnia) przy 27,4±16,1 dawkach (zakres 10-60) dla nowych zmian i remisji po promastigotach + BCG przy 7,04±4,08 dawkach u 19 pacjentów (90,47%) był podobny (20,38±12,78 tygodnia) do czasu w zakażeniach pierwotnych (18,32±11,3 tygodnia). Dwóch z 21 pacjentów (9,53%) z pierwotnymi zmianami chorobowymi nie poddawało się leczeniu Promastigotes + BCG, potrzebowało 20 dawek Glucantime i podawało je w ciągu 10±2 tygodni (tabela 2). Z 7 pacjentów leczonych Glucantime'em w zakażeniach wtórnych, 4 miało nawroty, które przeszły bez leczenia w 6,3±1,5 tygodnia, a 3 potrzebowały 25±10 nowych dawek Glucantime'u w 6,5±3,8 tygodnia. Spośród 19 pacjentów, którzy mieli remisję z promastigotami + BCG po pierwotnym zakażeniu, 5 prezentowało nawroty SR w 6,8 tygodniach, 9 potrzebowało 36 dawek Glucantime®, w 15,6 tygodniach, a 5 otrzymało 5 dawek 5,8 VT w 5,4 tygodniach (tabela 2).

Tabela 2: Zmiany w zakażeniach wtórnych (n=32) z leiszmaniozą skórną.

40 zmian bliznowatych u pacjentów z wtórnym zakażeniem n, (%)						
Powierzchnia cm2 średnia:7,94±7,38; zakres:1,9-30			Unikatowy 26/40 (65)		Wielokrotność 14/40 (35)	
Lokalizacja blizn, n/40 = (%)						
Prawa noga	Lewa noga	Prawa ręka	Lewe ramię	Brzuch	Thorax	Szyja głowy
13/40(32.5)	9/40(22.5)	3/40(7.5)	5/40(12.5)	2/40(5)	2/40(5)	4/40(10)
Zmiany w zakażeniach wtórnych, n, n/32 = (%)						
Wrzody: 28/32(87.5)		Guzki: 4/32(12.5)		Evolutione	Powierzchnia cm2	
Unikatowy 24/32(75)	Wielokrotnie 4/32(12.5)	Unikatowy 3/32 (9.4)	Wielokrotnie 1/32(3.12)	6.34±4.29 Zasięg: 4-24	3.14±2.72	
Lokalizacja 37 zmian wtórnych n/37 = (%) u 32 pacjentów z nawrotami choroby						
Prawa noga	Lewa noga	Prawa ręka	Lewe ramię	Brzuch	Thorax	
11/37(29.72)	8/37(21.62)	7/37(18.91)	8/37(21.62)	żaden	3/37(8,1)	
Ewolucja zmian u 32 pacjentów z CL po różnych zabiegach.						
Zmiana pierwotna			Zmiana wtórna			
Pacjenci n, (%)	Dawki; n, (% remisji)	Remisja (tygodnie)	Pacjenci n, (%)	Dawki 100% remisja	remisja (tygodnie)	
SRa 4/32(12.5)	Brak 4, 100%	8.50±3.41	3(75) 1(25)	żaden 10, Glub	4.7±3.0 10	
Glucantimeb 7/32 (21.87)	27.4±16.1; 7, (100%)	8.71±2.49	4/7(57.14) 3/7 (42.86)	Brak 25±10, Glu	6.33± 1.52 6.5±3.79	
Autoklawowane promastigoty	7.04±4.08; 19, (90.47%)	20.38±12.78	5/19(26.3) 9/19(47.36)	Brak 36,7±18,7, Glu	6.8±5.2 15.6±8.3	

L(L)meksykana +BCGd 21/32 (65.62)	2, (brak remisji)	10±2 post 20 Glu	5/19(15.6)	5.8±3.0,VTc	5.4±2.4

aSpontaneous remission (SR). bPentavalent antiimonial: Antymonian megluminy lub Glucantime® (Glu). cVT: Leishmania amastigotes (La, Lv, Lb, Lch) po obróbce TLCK i ekstrakcji NP-40. dBCG: Calmette Bacillus - Guerin . eEwolucja, w miesiącach średnich ± odchylenie standardowe, zakres

Odporność komórkową analizowano za pomocą reakcji nadwrażliwości typu opóźnionego (DTH) w skórze, porównując reakcje śródskórne (IDR), między aktywną a postkliniczną remisją zmian. Punkt odcięcia, aby uznać reakcję za pozytywną, miał średnicę > 5 mm. IDR było większe w nawrotach i istotnie różniło się od IDR u chorych z pierwotnymi aktywnymi zmianami chorobowymi (p<0,0001 nieparowanym testem T-Studenta), podczas gdy wartości były podobne w zakażeniach wtórnych u chorych z aktywną i postkliniczną remisją (p=0,96) zmian chorobowych. U 127 wolontariuszy bez wcześniejszego CL znaleźliśmy IDR (+): 28 osób; IDR (-): 99 osób przy wartości 17,72% dodatniej wartości IDR w badanej grupie (tabela 3).

Tabela 3: Reakcja śródskórna uzyskana za pomocą poliwalentnych antygenów amastigotes leishmanine, u pacjentów z leiszmaniozą skórną.

IDRa w mm Średnia ± odchylenie standardowe (n)							
Aktywny			Remisja postkliniczna			Zdrowe kontrole	
zakażenie pierwotne (45)	zakażenie wtórne (20)	p 95% CI	Zakażenie pierwotne (60)	Zakażenie wtórne (13)	p 95% CI	IDR- (99)	IDR+ (28)
9.70±0.66	15.60±0.72	<0.0001 3.66 do 8.11	14.68±0.99	14.76±0.06	0.96 od -4,26 do 4,43	0.12±0.69	10.4±4.98

[a] Punkt odcięcia, aby uznać IDR za dodatni, miał średnicę > 5 mm.

Czułość i swoistość poliwalentnych antygenów amastigotes lejszmaniny (tabela 3) przedstawia się następująco:
Aktywna infekcja n=65: Czułość: 61 prawdziwie pozytywna / 65 diagnoza pozytywna = 0,94
Po remisji n=73: Czułość: 72 prawdziwie pozytywna / 73 diagnoza pozytywna = 0,99
Specyficzność: 0,82: 130 prawdziwych negatywów / 158 diagnoz negatywnych. Wartość diagnostyczna (swoistość + czułość) wynosiła 1,76 dla pacjentów z aktywnym zakażeniem i 1,81 dla pacjentów po remisji klinicznej. Dane te podkreślają fakt, że DTH jest pozytywnym narzędziem do diagnostyki CL z poliwalentnych antygenów amastigotes lejszmaniny.

Tabela 4: Częstość występowania leiszmanizy skórnej u ochotników (+) i ochotników (-) nieszczepionych i nieszczepionych.

IDRa poliwalentna lejszmanina średnia ± odchylenie standardowe	
Kontrole nieszczepione	Amastigotes protein (VT)[b] Zaszczepieni wolontariusze

IDR(-) n=69		IDR(+) n=18	IDR(-) n=61		IDR(+) n=10	
			Pre-VT	Po VT	Pre-VT	Po VT
0.07±0.58		10.41±5.35	0.18±0.8	9.03±3.33	10.38±4.53	13.95±6.42
Przypadki zlokalizowanej leiszmanizy skórnej i leczenia; n, (%)						
41/69, (59.42)		5/18, (27.7)	żaden	9/61, (14.75)	żaden	3/10, (30)
S.R.[c.]	11/41 (15.94)	4/5 (22.22)		4/61 (6.55)		2/10 (20)
Glud	30/41 (43.48)	1/5 (5.55)		5/61 (8.19)		1/10 (10)

[a] Punkt odcięcia, aby uznać IDR za dodatni, miał średnicę > 5 mm.

[b]VT: Leishmania amastigotes (La, Lv, Lb, Lch) po obróbce TLCK i ekstrakcji NP-40.

[c]Spontaneous remission (S.R.).

[d]Pentawalentny antymonial: Antymonian megluminy lub Glucantime® (Glu) stosowano w leczeniu wszystkich przypadków bez spontanicznej remisji.

Najwięcej przypadków CL (59,42%) z rozpoznaniem parazytologicznym było u ochotników nieszczepionych IDR(-). W tej grupie 15,94% miało SR, a 43,48% otrzymało Glucantime®, podczas gdy w grupie IDR(+) niezaszczepionych ochotników stwierdzono pięć przypadków CL, cztery umorzone spontanicznie, a tylko jeden otrzymał Glucantime® w celu remisji klinicznej. Mniejszą liczbę przypadków CL (14,75%) stwierdzono w IDR(-), ochotnicy zaszczepieni VT, 4 pacjentów (6,55%) miało SR, a 5 (8,19%) było leczonych Glucantime. U ochotników poddanych szczepieniom IDR (+) VT stwierdzono trzy przypadki, jeden z nich został poddany jedynie zabiegowi Glucantime®, a dwa pozostałe zostały przekazane spontanicznie. Wszyscy pacjenci byli obserwowani w ciągu pięciu lat obserwacji (tabela 4).

Tabela 5: Reakcja śródskórna (IDR) uzyskana z użyciem poliwalentnych i monowalentnych antygenów amastigotes jako lejszmaniny u pacjentów i w grupie kontrolnej.

	IDR (mm) CL, średnie± odchylenie standardowe (zakres) poliwalentna i monowalentna lejszmanina				
Antygeny	Poliwalentny : La+ Lw+ Lb+ Lchb	La	Lwów	Lb	Lch
Pacjenci n=38	11.91±3.51 (6.28 – 21.46)	8.44±2.37 (3.74- 13.06)	9.12±2.97 (4.78 – 17.11)	7.04±2.96 (22.25-14.58)	6.72±3.13 (1.94 – 15.59)
Controlsd n=14	1.50±3.20 (0 – 10.4)	0.63±1.3 (0 – 3.98)	0.90±1.97 (0 – 6.47)	0.48±1.26 (0 – 4.2)	0.56±1.17 (0 – 2.20)
p Test na studenta T	Poliwalentny vs. każdy monowalentny <0,05	Lch vs. Lwów <0.0001	Lch vs. La 0.0002	Lb vs. Lwów <0.0001	Lb vs. La 0.0023
95% CI	od -1,21 do 0,57	od -3,30 do -1,48	od -2,56 do -0,87	2,82 do 1,33	od -2,27 do -0,53

[a] Punkt odcięcia, aby uznać IDR za dodatni, miał średnicę > 5 mm.

[b]L*(L)amazonensis* (La); *L(L)venezuelensis*(Lv); *L(V)brasiliensis*(Lb); *L(L)chagasi*(Lch)

[c]Sera od 38 pacjentów z CL.

[d]Healthy controls, IDR negatives.

U wszystkich 38 pacjentów analizowanych pod kątem DTH stwierdzono CL. IDR badano w obu grupach: 14 chorych z aktywnymi zmianami chorobowymi (12 pierwotnych zakażeń, 2 wtórne) oraz 24 chorych, którzy mieli zakażenia po klinicznej remisji zmian (22 ponownie pierwotne zmiany chorobowe, 2 nawroty). Najwyższy IDR stwierdzono w przypadku Lwowa, najniższy w przypadku antygenów Lcha (tabela 5).

Wszystkie antygeny miały dodatnią wartość diagnostyczną. Wrażliwość: Antygen poliwalentny=1,0, antygeny monowalentne: Lch=0,71, Lb=0,71, Lv=0,92 i La=0,89 natomiast specyficzność: antygen poliwalentny=0,85, Lch=1,0, Lb=1,0, Lv=0,92, La=1,0. Najwyższa wartość diagnostyczna wystąpiła przy La=1,89, następnie przy poliwalentnych antygenach=1,85, Lw=1,84 i podobnych odpowiednio w Lch i Lb=1,71.

Tabela 6: ELISA otrzymywany z antygenami z Leishmania complete amastigotes, surowicami od pacjentów z aktywnym CL lub po klinicznej remisji i zdrowych kontroli.

	Gęstość optyczna (OD) Średnia ± Odchylenie standardowe		
Antigensa	Aktywne zakażenie n=32	Poremisja kliniczna n=36	Zdrowe kontrole n=8
La	0.67±0.29	0.43±0.19	0.23±0.06
Lwów	0.65±0.25	0.42±0.21	0.23±0.07
Lb	0.54±0.28	0.37±0.23	0.19±0.07
Lch	0.71±0.29	0.43±0.22	0.23±0.06

[a]L*(L)amazonensis*(La); *L(L)venezuelensis*(Lv); *L(V)brasiliensis*(Lb); *L(L)chagasi*(Lch).

Odpowiedź humoralna u pacjentów z CL była wyższa w surowicy pochodzącej od pacjentów z aktywnymi zmianami niż u pacjentów po klinicznej remisji, u których wykazano niższe wartości przeciwciał na antygeny amastigotesa. Punkt odcięcia dla uznania wartości za dodatnią został ustalony jako średnia wartość OD w kontrolach + 3 odchylenia standardowe w następujący sposób: La= 0,41; Lb= 0,40; Lv= 0,44; Lch= 0,41. Wszystkie wartości w aktywnych infekcjach były dodatnie i po remisji klinicznej tylko z antygenami La i Lch amastigotes (tabela 6). Stwierdzono korelację pomiędzy średnicą IDR a wartościami ELISA ze wszystkimi antygenami monowalentnymi stosowanymi u pacjentów z aktywnym zakażeniem pierwotnym CL (n=32): La: 0,0098 (p=5,88); Lv: 0,0057 (p=0,880); Lb: 0,012 (p=0,535); Lch: 0.026 (p=0.372). Nie stwierdzono istotnej korelacji pomiędzy średnicą IDR a wartościami OD w testach ELISA w aktywnym zakażeniu CL.

Wartość diagnostyczna w aktywnej infekcji była: La= 1,81, Lv=1,84, Lb=1,50, Lch=1,84 podczas postklinicznej remisji: La=1,36, Lv=1,30, Lb=1,44, Lch 1,25; dowód na to, że te monowalentne antygeny mogą być stosowane w teście ELISA jako narzędzie diagnostyczne dla CL.

Tabela 7: Metoda ELISA otrzymywana z użyciem monowalentnych antygenów amastigotes, surowic pochodzących od pacjentów z pierwotnym lub wtórnym zakażeniem aktywną lejszmaniozą lub po klinicznej remisji.

	Gęstość optyczna (OD) Średnia ± Odchylenie standardowe							
	Zakażenie pierwotne				Zakażenie wtórne			
Antigensa	Aktywny (n=25)	Post-remiss (n=29)	p	95% CI	Aktywny (n=7)	Post-remiss (n=7)	p	95% CI

La	0.71±0.06	0.40±0.03	<0.0001	-0,44 do -0,16	0.56±0.08	0.42±0.06	0.21	0,36 do 0,09
Lwów	0.67±0.04	0.39±0.03	<0.0001	-0,40 do -0,16	0.60±0.11	0.46±0.08	0.36	0,45 do 0,17
Lb	0.57±0.05	0.31±0.03	0.0003	od -0,38 do -0,12	0.43±0.12	0.47±0.16	0.78	-0,31 do 0,40
Lch	0.75±0.05	0.39±0.07	<0.0001	-0,49 do -0,21	0.58±0.10	0.45±0.07	0.36	-0,40 do 0,15

aL*(L)amazonensis*(La); *L(L)venezuelensis*(Lv); *L(V)brasiliensis*(Lb); *L(L)chagasi*(Lch)

Porównanie pomiędzy surowicami pochodzącymi od pacjentów z aktywnymi zmianami chorobowymi i remisją postkliniczną w zakażeniu pierwotnym było istotne (p< 0,0001, test T-Studenta), natomiast w zakażeniu wtórnym nie było istotne (p>0,05, test T-Studenta), (Tabela 7).

Tabela 8: Odczyn ELISA otrzymywany z użyciem monowalentnych antygenów amastigotes i surowic pochodzących od pacjentów z pierwotnym lub wtórnym zakażeniem, po spontanicznej remisji lub po leczeniu VT lub Glucantime®.

	Gęstość optyczna (OD) Średnia ± Odchylenie standardowe							
	Zakażenie pierwotne				Zakażenie wtórne			
Antigens a	S.Rb n=8	Remiss VTc n=8	p	95% CI	S.Rb n=4	Remiss Glud n=6	p	95% CI
La	0.75±0.08	0.70±0.45	0.76	od -0,43 do 0,32	0.38±0.04	0.59±0.08	0.15	-0,10 do 0,53
Lwów	0.70±0.06	0.71±0.39	0.96	-0,31 do 0,33	0.32±0.08	0.32±0.08	0.53	-0,36 do 0,20
Lb	0.60±0.07	0.67±0.44	0.70	od -0,30 do 0,43	0.32±0.01	0.61±0.13	0.18	od -0,18 do 0,77
Lch	0.74±0.06	0.75±0.44	0.98	-0,36 do 0,36	0.45±0.05	0.39±0.10	0.73	od -0,44 do 0,32

aL*(L)amazonensis*(La); *L(L)venezuelensis*(Lv); *L(V)brasiliensis*(Lb); *L(L)chagasi*(Lch)

bSpontaniczna remisja (S.R.).

cVT: Białka z Leishmania amastigotes po leczeniu TLCK i NP-40.

dPentawalentny antymonial: Antymonian megluminy lub Glucantime® (Klej).

Wartości OD pomiędzy remisją spontaniczną a remisją po leczeniu VT w zakażeniu pierwotnym nie były istotne statystycznie (p > 0,05 testu T-Studenta), podobnie jak wartości uzyskane u chorych z remisją spontaniczną i leczeniem Glu (p>0,05), w zakażeniach wtórnych, co potwierdziło skuteczność leczenia VT lub Glucantime® i podobieństwo do SR (złoty standard) u chorych z CL. (tabela 8), Co ciekawe, wartości OD w SR w zakażeniu wtórnym były niższe niż w pierwszym zakażeniu (p<0,05), co potwierdza niskie stężenie przeciwciał we krwi obwodowej.

Tabela 9: Metoda ELISA u pacjentów z leiszmaniozą skórną i innymi chorobami tropikalnymi z całkowitym antygenem amastigotes (pacjenci = n)

Tabela 9: Metoda ELISA u pacjentów z leiszmaniozą skórną i innymi chorobami tropikalnymi z całkowitym antygenem amastigotes (pacjenci = n)

	Gęstość optyczna (OD) Średnia ± Odchylenie standardowe			
	La	Lwów	Lb	Lch
Toksykokariasoza (3)	0.21±0.09	0.28±0.06	0.12±0.03	0.33±0.14
Chagas (3)	0.99±0.49	1.09±0.17	1.23±0.29	1.25±0.02
Mukowiscydoza (1)	0.37±0.01	0.33±0.09	0.21±0.10	0.41±0.06
Ascarydiaza (1)	0.28±0.05	0.29±0.01	0.53±0.07	0.45±0.08
Aktywny CL (25)	0.67±0.29	0.65±0.25	0.54±0.28	0.71±0.29
Po zwolnieniu. CL (29)	0.43±0.19	0.42±0.21	0.37±0.23	0.43±0.22
Kontrole sanitarne (8)	0.23±0.06	0.23±0.07	0.19±0.07	0.23±0.06

[a]L *(L)amazonensis*(La); *L(L)venezuelensis*(Lv); *L(V)brasiliensis*(Lb); *L(L)chagasi*(Lch)

Test ELISA z surowicami pacjentów z innymi chorobami tropikalnymi wykazał wszystkie wartości OD w porównaniu z kontrolami, nie były istotne (p>0,05), z wyjątkiem surowic z choroby Chagasa i aktywnego CL, które miały wyższe wartości i były istotne (p<0,05 w teście Studenta T), (Tabela 9).

Tabela 10: Odczyn ELISA z kompletnym i całkowicie zredukowanym oraz alkilowanym antygenem amastigotes z surowicami pochodzącymi od pacjentów z aktywną infekcją i po klinicznej remisji lejszmanizy skórnej

	Gęstość optyczna (OD) Średnia ± Odchylenie standardowe							
	Aktywne zakażenie n=32				Poremisja kliniczna n=36			
Antygena	Completeb	TRALKc	p	95% CI	Kompletny	TRALK	p	95% CI
La	0.67±0.29	0.40±0.21	<0.0001	0,20 do 0,35	0.43±0.19	0.26±0.15	<0.0001	0,098 do 1,985
Lwów	0.65±0.25	0.40±0.27	<0.0001	0,10 do 0,40	0.42±0.21	0.24±0.26	0.0001	0,083 do 0,233
Lb	0.54±0.28	0.33±0.23	<0.0001	0,11 do 0,29	0.37±0.23	0.19±0.11	<0.0001	0,098 do 0,224
Lch	0.71±0.29	0.41±0.25	<0.0001	0,20 do 0,38	0.43±0.22	0.29±0.26	0.011	0,026 do 1,970

[a]L *(L)amazonensis* (La); *L(L)venezuelensis*(Lv); *L(V)brasiliensis*(Lb); *L(L)chagasi*(Lch)
cTotycznie zredukowane i alkilowane amastigotes (TRALK).

Surowice pacjentów z aktywnymi infekcjami oraz po remisji klinicznej wykazywały niższe wartości OD po całkowitym zmniejszeniu i alkilowaniu (TRALK) amastigotes niż w pełnych ekstraktach amastigotes z istotną statystycznie różnicą (p<0,0001 dla danych sparowanych przez test T Studenta), (tabela 10).

Wartość diagnostyczna w aktywnej infekcji była: La=1,25, Lv=1,21, Lb=1,28, Lch=1,25 podczas postklinicznej remisji: La=1,08, Lv=1,05, Lb=1,05, Lch 1,05; dowód na to, że te monowalentne antygeny mogą być użyte w teście ELISA jako narzędzie diagnostyczne dla CL po TRALK.

Korelacja pomiędzy ELISA z kompletnymi ekstraktami amastigotes i ekstraktami amastigotes firmy TRALK była następująca: La: 0,519; Lv: 0,71; Lb: 0,308; Lch: 0.307.

Wszystkie stoki różniły się istotnie od zera ($p<0,01$). Wskazuje to na znaczenie epitopów o strukturze trzecio- i czwartorzędowej białek w rozpoznawaniu antygenów pasożytów przez receptory komórek B.

Tabela 11: ELISA u pacjentów z innymi chorobami tropikalnymi z ekstraktami amastigotesa po całkowitej redukcji i alkilacji (TRALK). (pacjenci = n).

	Gęstość optyczna (OD) Średnia ± odchylenie standardowea			
	La	Lwów	Lb	Lch
Toksykokariasoza (3)	0.18±0.10	0.21±0.08	0.15±0.08	0.23±0.14
Chagas (3)	0.59±0.34	0.53±0.18	1.24±0.27	0.88±0.27
Mukowiscydoza (1)	0.33±0.05	0.28±0.08	0.17±0.10	0.21±0.08
Ascarydiaza (1)	0.22±0.05	0.29±0.09	0.43±0.08	0.35±0.11
Aktywny Leishb (25)	0.40±0.21	0.40±0.27	0.33±0.23	0.41±0.25
Remission Leish (29)	0.26±0.15	0.24±0.26	0.19±0.11	0.29±0.26
Kontrole sanitarne (8)	0.23±0.06	0.23±0.07	0.19±0.07	0.23±0.06

aL*(L)amazonensis* (La); *L(L)venezuelensis*(Lv); *L(V)brasiliensis*(Lb); *L(L)chagasi*(Lch)
bLeishmaniasis (Leish).

Podobne wyniki zaobserwowano w przypadku surowic pochodzących z innych chorób tropikalnych. Wszystkie wartości były ujemne z wyjątkiem surowic z choroby Chagasa, które były dodatnie nawet po TRALKU antygenów amastigotes. Jest to dowód na to, że wraz z rozpoznawaniem epitopów w trzecio- i czwartorzędowej strukturze białek, istnieje sekwencja peptydowa jako czynnik rozpoznawczy, aktywna po TRALK-u antygenów amastigotes rozpoznawanych przez surowice pacjentów z chorobą Chagasa (Tabela 11).

IMMUNOBLOTY PRZY UŻYCIU, ANTYGENÓW AMASTIGOTES I SUROWIC POCHODZĄCYCH OD OCHOTNIKÓW ZAKAŻONYCH LEJSZMANIOZĄ SKÓRNĄ.
Innym narzędziem do poznania ważnych antygenów w CL jest analiza częstości występowania pasm antygenowych w immunoblottingach kilku Leishmania spp, w aktywnej infekcji i po klinicznej remisji zmian.

Kontroluje IDR ujemny	Leiszmanioza skórna infekcja pierwotna	Infekcja wtórna leiszmanioza skórna

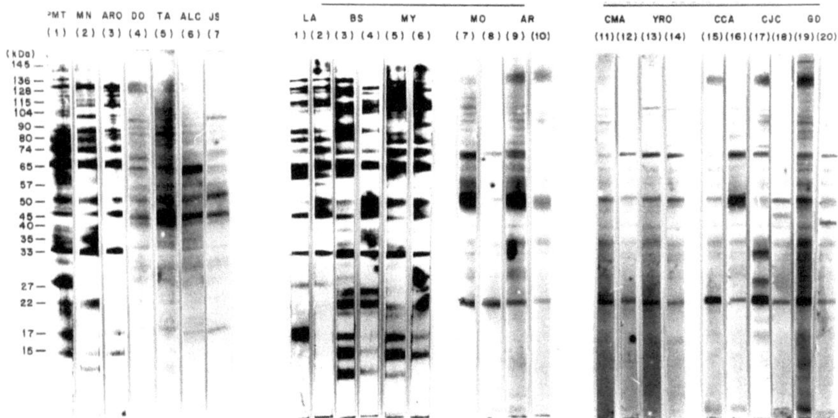

Rys. 1 Częstość występowania pasm antygenowych u amastigotów z *L(L)amazonenzy* analizowanych przez immunobloty w aktywnych zmianach chorobowych w zakażeniach pierwotnych i wtórnych oraz u tych samych pacjentów po remisji klinicznej. Dużymi literami: nazwiska wolontariuszy. Aktywne surowice zakażające: 1, 3, 5, 7, 9. Aktywne surowice wtórnego zakażenia: 11, 13, 15, 17, 19. Surowice remisji poklinicznej u tych samych pacjentów w zakażeniu pierwotnym: 2, 4, 6, 8, 10; w zakażeniu wtórnym: 12, 14, 16, 18, 20.

Jedenaście antygenów, masa cząsteczkowa (MW) 22 do 132 kDa zostały rozpoznane w immunoblottingach przez 100% przeciwciał pacjentów z aktywnym zakażeniem pierwotnym i wtórnym CL w *L(L)amazonensis* amastigotes; jedenaście antygenów 17 do 115 kDa przez > 50% surowic; oraz szesnaście antygenów 13 do 145 kDa przez < 50% surowic. Po klinicznej remisji, u tych samych pacjentów rozpoznano trzy antygeny 50, 65 i 74 kDa przy 100% częstotliwości; czternaście antygenów 22 do 132 kDa przy > 50% częstotliwości i dwadzieścia jeden antygenów 13 do 145 kDa przy < 50% częstotliwości. Pięć antygenów od 17 do 65 kDa zostało rozpoznanych w 100% częstotliwości przez zdrowe przeciwciała z surowic kontrolnych; jedenaście antygenów od 29 do 128 kDa przy częstotliwości >50% i dziewiętnaście antygenów od 13 do 145 kDa przy częstotliwości <50% (Tabela 12, Rysunek 1).

Podkreśla się wspólne pasma występujące w Leishmania spp. w grupach aktywnych, remisji i kontroli IDR(-ów), przy dowolnej częstotliwości. Pasma MW w amastigotach ujawnione przez surowice tylko od pacjentów aktywnych i remisji, nie znalezione przez surowice z żadnej grupy kontrolnej, są pogrubioną czarną liczbą. Więcej antygenów rozpoznano przy niskiej częstotliwości (>50%, < 50%), po remisji klinicznej, w porównaniu do zmian aktywnych (tabela 12, rycina 2). Pasma antygenowe o 100% częstotliwości w zmianach aktywnych wykazywały jedenaście antygenów, z których dwa były specyficzne dla pasożytów (104 i 132 kDa). Godne uwagi jest to, że kilka antygenów zostało rozpoznanych szczególnie przez surowice pacjentów we wszystkich Leishmania spp. Całkowita liczba antygenów po klinicznej remisji ze 100% częstotliwością spadła do trzech antygenów, ujawnionych również przez zdrowe surowice kontrolne. (Tabela 12, rysunek 2). Jest to dowód na to, że mniejsza liczba surowic pacjentów reagowała z antygenami amastigotes po klinicznej remisji zmian po zwalczaniu pasożyta u żywicieli kręgowych, niż w przypadku zmian aktywnych, gdy komórki B są stymulowane przez infekcję. Antygeny Amastigotes z 47 i 96 kDa (pogrubione czerwone liczby kursywą) były widziane tylko przez surowice kontrolne (Tabela 12).

Tabela 12: **Częstość występowania antygenów z *L(L)amazonensis* amastigotes rozpoznawanych w immunoblottingu przez surowice pacjentów z aktywnym zakażeniem pierwotnym i wtórnym, po klinicznej remisji u tych samych pacjentów i kontroli IDR(-). (wolontariusze=n)**

Aktywny (10)			Remisja (10)			Kontrola (7)		
% częstotliwości w surowicach								
100%	>50%	<50%	100%	> 50%	<50%	100%	>50%	< 50%
Molekularne wagi antygenów amastigotesa w kDa								
22	17	13	50	22	13	17	29	13
35	27	15	65	27	15	33	43	15
50	33	20	74	33	17	50	45	20
65	40	**24**		35	20	57	60	22
74	45	29		40	**24**	65	74	27
80	53	31		53	29		80	31
98	57	43		57	31		86	35
100	86	60		80	43		90	40
104	90	**72**		86	45		98	*47*
128	98	**78**		90	60		108	53
132	115	108		98	**72**		128	83
		120		100	**78**			*96*
		122		128	83			100
		136		**132**	**104**			115
		142			108			120
		145			115			122
					120			136
					122			145
					136			
					142			
					145			

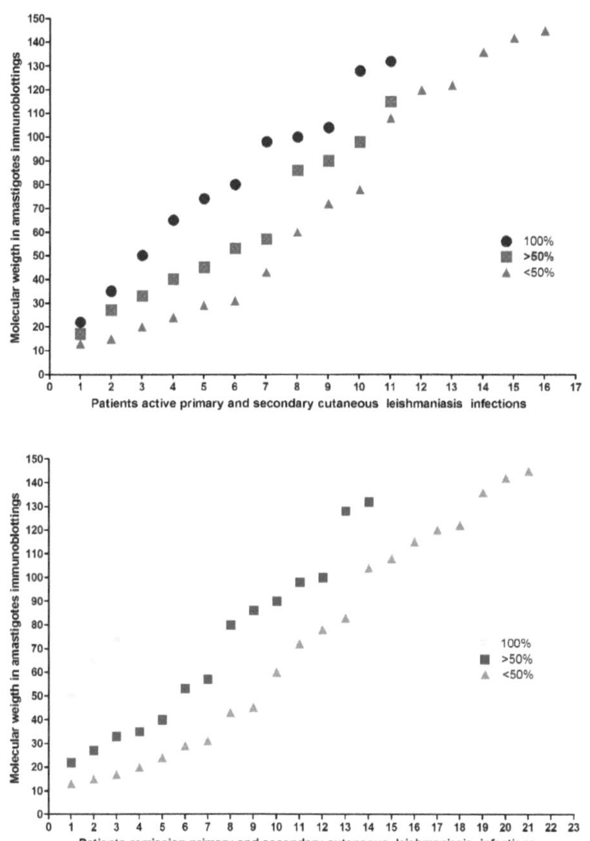

Rycina 2: Częstość występowania antygenów z *L(L)amazonensis* amastigotes rozpoznawanych w immunoblottingach przez surowice pacjentów z aktywnym zakażeniem pierwotnym i wtórnym oraz po klinicznej remisji u tych samych pacjentów

Surowice pochodzące od pacjentów z aktywnym CL po 1-szym i 2-dzielnym zakażeniu, ujawniły u amastigotów *L(V)brasiliensis* trzynaście antygenów od 17 do 115 kDa przy 100% częstotliwości, jedenaście antygenów od 15 do 132 kDa przy >50% częstotliwości i piętnaście antygenów od 13 do 142 kDa przy < 50% częstotliwości. Ci sami pacjenci po remisji klinicznej mieli trzy antygeny: 50, 65 i 104 kDa przy 100% częstotliwości, czternaście antygenów od 22 do 115 kDa przy > 50% częstotliwości oraz piętnaście antygenów od 13 do 142 kDa przy < 50% częstotliwości (tab. 13). Surowice ze zdrowych kontroli ujawniły cztery antygeny 33, 45, 50 i 65 kDa przy 100% częstotliwości występowania antygenów, trzynaście antygenów od 13 do 132 kDa przy > 50% częstotliwości oraz siedemnaście antygenów od 20 do 142 kDa przy < 50% częstotliwości (tabela 13).

Podkreśla się wspólne pasma występujące w Leishmania spp. w aktywnych, klinicznych grupach remisji i kontroli IDR(-) o dowolnej częstotliwości. Pasma MW w amastigotach ujawnione przez surowice tylko od pacjentów aktywnych i remisji, nie znalezione przez surowice z danej grupy kontrolnej, są pogrubioną czarną czcionką. Więcej antygenów zostało rozpoznanych z niską częstotliwością (> 50%) po klinicznej remisji w porównaniu z antygenami widzianymi przez surowice z aktywnych zmian chorobowych (Rycina 3). Podobną liczbę antygenów obserwowano przy <50% częstotliwości występowania zmian aktywnych, a także przy

postkliniczna remisja zmian chorobowych. Należy podkreślić, że niewiele antygenów zostało rozpoznanych specjalnie przez surowice pacjentów we wszystkich pasmach Leishmania spp. Immunoblottings ze 100% częstotliwością w zmianach aktywnych wykazywały 13 antygenów, jeden z nich (98 kDa) nie był widziany przez surowice kontrolne specyficzne tylko dla pasożytów. Po klinicznej remisji liczba ta spadła do trzech antygenów 50, 65 i 104 kDa przy 100% częstotliwości, również ujawnionych przez zdrowe surowice kontrolne (Tabela 13).
Tabela 13: Częstość występowania antygenów w immunoblottingach z zastosowaniem *L(V) brasiliensis* amastigotes jako antygenów, ujawnionych przez surowice pochodzące od pacjentów zakażonych CL, z aktywną i kliniczną remisją zmian, w zakażeniach pierwotnych i wtórnych oraz w kontrolach IDR(-) zdrowych.

Częstość występowania antygenów z *L(V)brasiliensis* amastigotes (kDa) rozpoznawanych przez surowice pochodzące od pacjentów z aktywnym zakażeniem pierwotnym i wtórnym, po klinicznej remisji u tych samych pacjentów i kontroli IDR(-). (wolontariusze=n)								
Aktywny(10)			Remisja(10)			Kontrola(7)		
% częstotliwości w surowicach								
100%	>50%	<50%	100%	> 50%	<50%	100%	>50%	< 50%
Molekularne wagi antygenów amastigotesa								
17	15	13	50	22	13	33	13	20
22	29	20	65	29	15	45	15	22
33	**31**	**24**	104	33	17	50	17	27
35	57	27		35	20	65	29	35
40	70	37		40	**24**		57	37
50	80	43		45	27		74	40
65	86	**45**		74	**31**		83	43
74	108	47		80	57		86	47

90	120	53		86	60		120	53
98	128	60		90	70		142	60
100	132	83		**98**	**122**		108	70
104		96		100	128		128	80
115		**122**		108	132		132	100
		136		115	**136**			104
		142			142			115
								120
								142

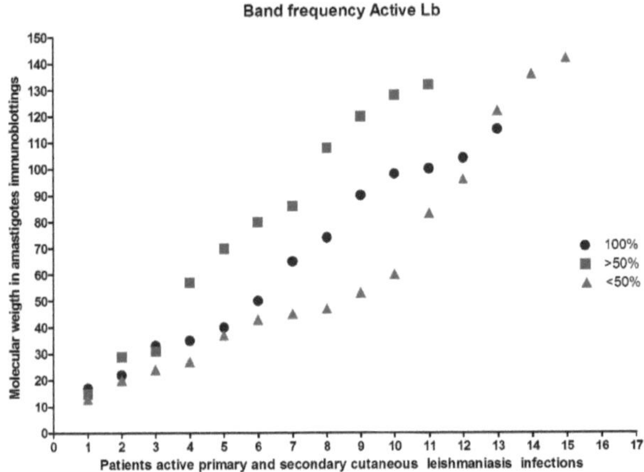

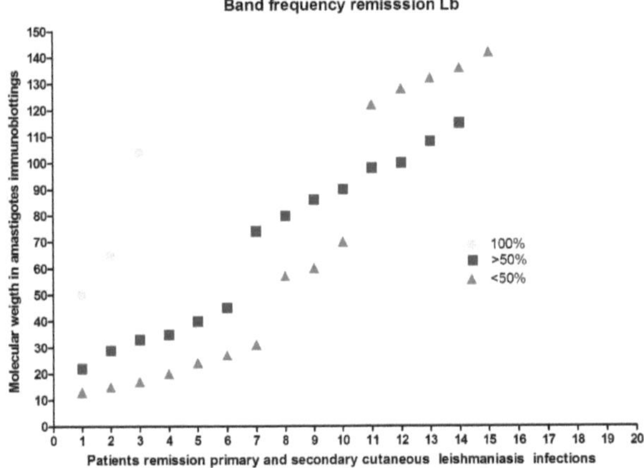

Rycina 3: Częstość występowania antygenów z *L(V)brasiliensis* amastigotes (kDa) rozpoznawanych przez surowice od pacjentów z aktywnym zakażeniem pierwotnym i wtórnym oraz po klinicznej remisji u tych samych pacjentów

Tabela 14: Częstość występowania antygenów ujawnionych przez immunobloty z surowicami pacjentów z aktywnym CL i po klinicznej remisji, stosujących jako antygeny amastigotes *L(L)venezuelensis*

Częstość występowania antygenów z *L(L)venezuelensis* amastigotes (kDa) rozpoznawanych przez surowice od pacjentów z aktywnym zakażeniem pierwotnym i wtórnym, po klinicznej remisji u tych samych pacjentów i kontroli IDR(-) (ochotnicy=n).								
Aktywny(10)			Remisja(10)			Kontrola(7)		
% częstotliwości w surowicach								
100%	>50%	<50%	100%	> 50%	<50%	100%	>50%	< 50%
Molekularne wagi antygenów amastigotesa								
33	15	13	33	22	13	33	17	13
35	22	**17**	**35**	27	15	45	27	15
40	27	20	50	29	17	50	29	20
50	29	24	74	**31**	20	65	43	22
65	**31**	**78**	80	40	24	74	57	24
74	43	83	90	45	43	90	60	35
80	**45**	96	98	60	47	98	80	37
	47	100		65	53		86	40
	53	104		86	57			47
	57	108		**108**	70			53
	60	**120**		115	**78**			70
	70	**122**		**128**	96			83
	86	**136**		**132**	100			96
	90	**145**		**142**	104			100
	98				**120**			104
	115				**122**			108
	128				**145**			115
	132							
	142							

Surowice pochodzące od pacjentów z aktywnymi zmianami CL po zakażeniu 1- i 2-biegunowym ujawnionymi w L*(L)venezuelensis* amastigotes 7 antygenów 33 do 80 kDa przy 100% częstotliwości, 19 antygenów 15 do 142 kDa przy >50% częstotliwości i 14 antygenów 13 do 145 kDa przy < 50% częstotliwości. Ci sami pacjenci po klinicznej remisji mieli 7 antygenów 33 do 98 kDa przy 100% częstotliwości, 14 antygenów 22 do 142 kDa przy > 50% częstotliwości i 17 antygenów 13 do 145 kDa przy < 50% częstotliwości. Surowice kontrolne wykazały siedem antygenów od 33 do 98 kDa przy 100% częstotliwości antygenów, osiem antygenów od 17 do 86 kDa przy > 50% częstotliwości i siedemnaście antygenów od 13 do 115 kDa przy < 50% częstotliwości (Tabela 14).

Podkreśla się wspólne pasma występujące w Leishmania spp. w grupie aktywnych, remisji i kontroli IDR(-), przy dowolnej częstotliwości. Pasma MW w amastigotach ujawnione przez surowice tylko od pacjentów aktywnych i remisji, nie znalezione przez surowice z danej grupy kontrolnej, są pogrubioną czarną czcionką. Więcej antygenów zostało rozpoznanych przy niskiej częstotliwości (<50%, >50%) przez surowice z remisji postklinicznej w porównaniu z surowicami z aktywnych zmian, a bardzo niewiele pasm ujawniło się szczególnie przez pacjentów z surowicami podobnymi do wcześniejszych Leishmania spp.

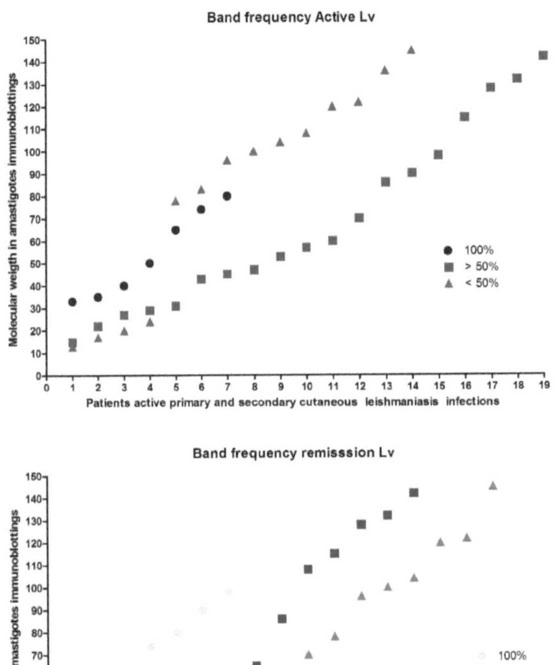

Rycina 4: Częstość występowania antygenów z *L(L)venezuelensis* amastigotes (kDa) rozpoznanych przez surowice od pacjentów z aktywnym zakażeniem pierwotnym i wtórnym, po klinicznej remisji u tych samych pacjentów

Kontroluje IDR ujemny

Leiszmanioza skórna infekcja pierwotna

Infekcja wtórna leiszmanioza skórna

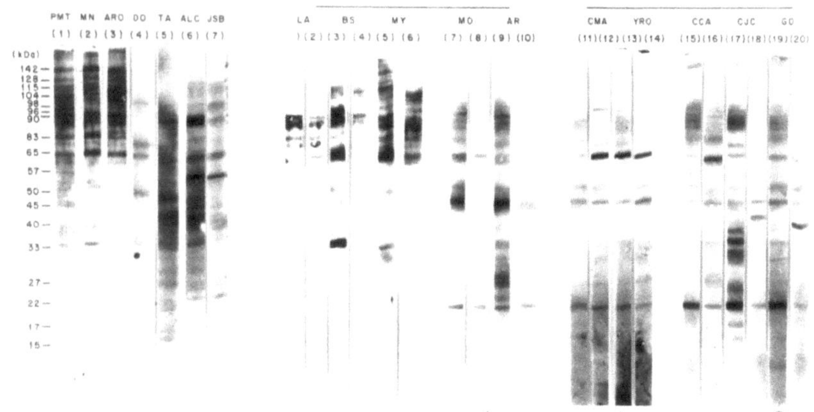

Rysunek 5: Częstość występowania pasm antygenowych u amastigotes z *L(L)chagasi* analizowanych przez Immunoblottings w aktywnych zmianach chorobowych w zakażeniach pierwotnych i wtórnych oraz u tych samych pacjentów po remisji klinicznej. Aktywne surowice do pierwotnego zakażenia: 1, 3, 5, 7, 9. Aktywne surowice wtórnego zakażenia: 11, 13, 15, 17, 19. U tych samych pacjentów remisja postkliniczna w surowicach zakażenia pierwotnego: 2, 4, 6, 8, 10; w surowicach zakażenia wtórnego: 12, 14, 16, 18, 20.

Tabela 18: Częstość występowania antygenów w *L(L)chagasi amastigotes* ujawnionych przez immunobloty z surowicami od pacjentów z aktywnymi pierwotnymi i wtórnymi zakażeniami; surowice po klinicznej remisji u tych samych pacjentów i surowice z kontroli IDR(-), przy użyciu jako antygenów amastigotes z *L(L)chagasi*.

Tabela 15: Częstość występowania antygenów ujawnionych przez immunobloty z surowicami pacjentów z aktywnym CL i po klinicznej remisji, stosujących jako antygeny amastigotes *L(L)chagasi*

Częstość występowania antygenów z *L(L)chagasi* amastigotes (kDa) rozpoznawanych przez surowice od pacjentów z aktywną infekcją pierwotną i wtórną, po klinicznej remisji u tych samych pacjentów i kontroli IDR(-). (wolontariusze= n)								
Aktywny(10)			Remisja(10)			Kontrola(7)		
% częstotliwości w surowicach								
100%	>50%	<50%	100%	> 50 %	<50%	100%	>50%	< 50%
Masa cząsteczkowa antygenów amastigoty								
35	**13**	15	65	22	**13**	33	17	15
40	17	20	90	27	15	45	27	20
50	22	**24**	98	33	**24**	50	43	22
57	27	29		35	29	65	57	29
74	33	31		40	31	74	60	31
86	47	43		50	**37**	98	83	35
98	60	45		57	43		86	40
128	65	53		**74**	45		90	47
	70	96		80	47		96	53
	80	120		86	53		128	70
	90	122		**100**	60			78
	100	136		104	70			80
	104	142		108	96			104
	108			128	115			108
	115				120			115
	132				122			120
					132			122
					136			132
					142			136
								142

Surowice od pacjentów z aktywnymi zmianami CL ujawnionymi u amastigotes *L(L)chagasi* osiem antygenów 35 do 128 kDa przy 100% częstotliwości, 16 antygenów 13 do 132 kDa przy >50% częstotliwości, 13 antygenów 15 do 142 kDa przy < 50% częstotliwości. Ci sami pacjenci po remisji klinicznej mieli trzy antygeny: 65, 90 i 98 kDa przy 100% częstotliwości, czternaście 22 do 128 kDa przy > 50% i dziewiętnaście antygenów 13 do 142 kDa przy < 50% częstotliwości. Surowice kontrolne wykazały sześć antygenów od 33 do 98 kDa z częstotliwością 100%, dziesięć antygenów od 17 do 128 kDa z częstotliwością > 50% i dwadzieścia antygenów od 15 do 142 kDa z częstotliwością < 50% (Tabela 15, Rysunek 5).

Podkreśla się wspólne pasma występujące w Leishmania spp. w grupie aktywnych, remisji i kontroli IDR(-), przy dowolnej częstotliwości. Pasma MW w amastigotach ujawnione przez surowice tylko od pacjentów aktywnych i/lub remisji, nie znalezione przez surowice z danej grupy kontrolnej, są pogrubioną czarną liczbą. Więcej antygenów zostało rozpoznanych przez surowice o niskiej częstotliwości (< 50%, >50%) po klinicznej remisji, niż przez surowice z aktywnych zmian (Rycina 6). Pasma o 100% częstości występowania w aktywnych zmianach chorobowych wykazywały 8 antygenów, z których żaden nie był specyficzny dla pasożytów, które po klinicznej remisji spadły do trzech antygenów ze 100% częstością, obie grupy zostały również ujawnione przez zdrowe surowice kontrolne (Tabela 15, rycina 6). Ponownie, bardzo niewiele pasm ujawniło się szczególnie u pacjentów z surowicami podobnymi do poprzednich Leishmania spp. Jest to dowód na to, że mniejsza liczba surowic pacjentów reagowała z antygenami amastigotes po klinicznej remisji zmiany niż w przypadku aktywnych zmian po zwalczaniu pasożyta u żywicieli kręgowych, co jest podobne do powyższych danych z La, Lb i Lvem.

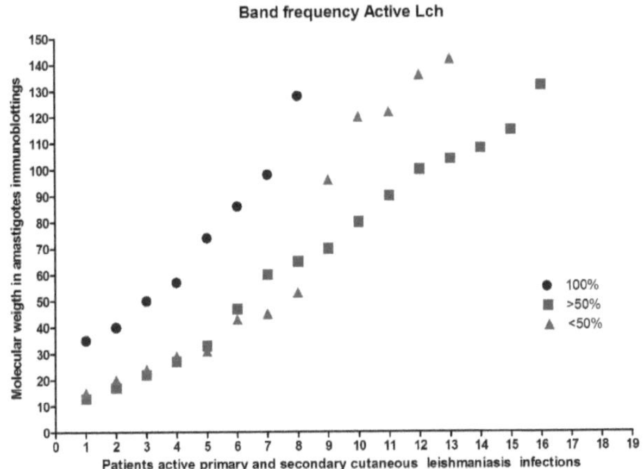

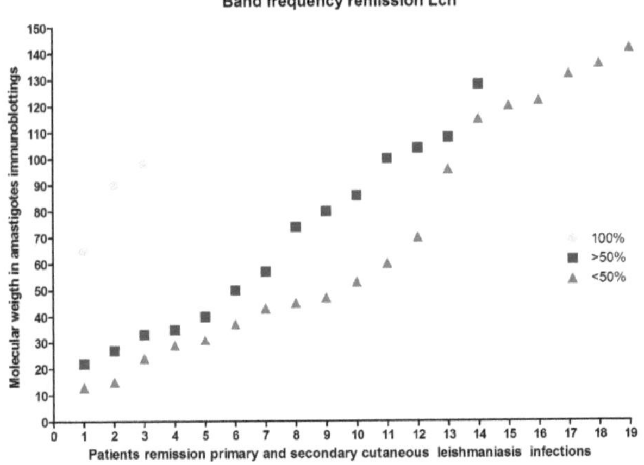

Rycina 6: Częstość występowania antygenów z *L(L)chagasi* amastigotes (kDa) rozpoznanych przez surowice od pacjentów z aktywnym zakażeniem pierwotnym i wtórnym oraz po klinicznej remisji u tych samych pacjentów

Tabela 16: Częstość występowania 100% antygenów ujawnionych przez immunobloty z surowicami pacjentów z aktywnym CL, po klinicznej remisji i zdrowej kontroli, przy użyciu jako antygenów amastigotes wszystkich Leishmania spp.

CZĘSTOTLIWOŚĆ W OBLICZENIACH IMMUNOBLOTOWYCH (n)											
AKTYWNY(10)				REIZJA(10)				KONTROLA IDR- (7)			
100%				100%				100%			
La	Lb	Lwów	Lch	La	Lb	Lwów	Lch	La	Lb	Lwów	Lch
22	***17***	33	**35**	50	50	33	65	17	33	33	33
35	**22**	50	**40**	65	65	***35***	90	33	45	45	45
50	33	74	50	***74***	***104***	50	98	50	50	50	50
65	**35**	***80***	***57***			74		57	65	65	65
74	**40**		74			***80***		65		74	74
80	50		***86***			90				90	98
98	65		98			98				98	
100	**74**		**128**								
104	***90***										
128	**98**										
132	**100**										
	104										
	115										

Każdy Leishmania spp. posiada szczególny zestaw antygenów, co można zaobserwować w innym układzie niż częstotliwość antygenowa u immunoblottingów. Antygenowe pasma częstotliwości (100%, >50%, <50%) w amastigotach ujawnione przez surowice pacjentów z aktywną i/lub postkliniczną remisją zostały porównane z tą samą grupą w kontrolach IDR(-) (tj. częstotliwość La w aktywnej lub remisji vs. La w kontroli IDR(-); częstotliwość Lb w aktywnej lub remisji vs. Lb w kontroli IDR(-) i tak dalej z innymi Leishmania spp). Podkreśla się wspólne zespoły występujące w Leishmania spp. w grupach aktywnych, remisji i kontroli IDR(-). Pasma MW u amastigotów ujawnione przez surowice pochodzące od pacjentów z aktywną i/lub kliniczną remisją, które nie zostały znalezione przez surowice kontrolne przy odpowiedniej częstotliwości pasma w homologicznych spp. są pogrubioną czarną liczbą (tabele 16, 17, 18). Jest to dowód na to, że antygeny Leishmania amastigote były w stanie uczulić receptory komórek B i rozszerzyć specyficzne klony pasożyta w aktywnych i po klinicznej remisji zmian nie ujawnionych przez zdrowe surowice kontrolne przy podobnej częstotliwości.

Wspólne antygeny wspólne dla surowic kontrolnych i pacjentów są powodem instalacji wewnątrzkomórkowych amastigotów u żywiciela kręgowców, ponieważ są one natychmiast rozpoznawane przez normalną Ig po wstrzyknięciu przez nosiciela w skórę, a następnie fagocytozę przez APC, neutrofile i makrofagi.

Specyficzne antygeny, których nie znaleziono w surowicach kontrolnych i które zostały rozpoznane przez surowice z aktywnych zmian chorobowych o 100% częstotliwości, były następujące: 9 w La; 10 w Lb; żaden we Lwowie; 5 w Lch amastigotes. Specyficzne antygeny w aktywnych zmianach chorobowych występujących tylko w jednym Leishmania spp. występują w ilościach pogrubioną czarną kursywą: La: 132 kDa; Lb: 90 i 115 kDa; Lwów brak; Lch: 57 i 86 kDa. Po klinicznej remisji zmian chorobowych liczba ta znacznie spadła:

Jeden w La: 74 kDa; jeden w Lb: 104 kDa; dwa we Lwowie: 35 i 80 kDa; i żaden w Lchu (tabela 16).

Tabela 17: >50% częstości występowania antygenów ujawnionych przez immunobloty z surowicami pacjentów z aktywnym CL, po klinicznej remisji i zdrowej kontroli, przy użyciu jako antygenów amastigotes wszystkich Leishmania spp.

CZĘSTOTLIWOŚĆ W OBLICZENIACH IMMUNOBLOTOWYCH (n)											
AKTYWNY(10)				**REIZJA(10)**				**KONTROLA IDR- (7)**			
>50%				>50%				>50%			
La	Lb	Lwów	Lch	La	Lb	Lwów	Lch	La	Lb	Lwów	Lch
17	15	**15**	***13***	**22**	**22**	**22**	**22**	17	13	17	17
27	29	**22**	17	**27**	29	27	27	33	15	27	27
33	**31**	27	**22**	33	**33**	29	**33**	50	17	29	43
40	57	29	27	**35**	**35**	***31***	**35**	57	29	43	57
45	**70**	**31**	**33**	**40**	**40**	**40**	**40**	65	57	57	60
53	**80**	***35***	**47**	***53***	**45**	**45**	***50***		74	60	83
57	86	**40**	60	57	74	60	57		83	80	86
86	108	43	**65**	**80**	**80**	***65***	**74**		86	86	90
90	***120***	**45**	**70**	**86**	86	86	**80**		90		96
98	128	**47**	**80**	**90**	90	**108**	86		96		128
115	132	**53**	90	**98**	**98**	**115**	**100**		108		
		57	**100**	**100**	**100**	**128**	***104***		128		
		60	***104***	**128**	108	**132**	**108**		132		
		65	**108**	**132**	**115**	***142***	128				
		70	**115**								
		86	**132**								
		90									
		98									
		115									
		128									
		132									
		142									

Większa liczba antygenów amastigotes została rozpoznana przez surowice z aktywnych i po klinicznej remisji zmian chorobowych z częstotliwością >50% niż przez surowice ze zdrowych kontroli. Pogrubioną czarną czcionką zaznaczono specyficzne antygeny w Leishmania, z których każdy nie występuje w odpowiednich zdrowych kontrolach.

Specyficzne antygeny występujące w aktywnych zmianach chorobowych tylko u jednego gatunku Leishmania są zaznaczone pogrubioną czarną kursywą w następujący sposób: La: brak; Lb: 120 kDa; Lwów 35 i 142 kDa; Lch: 13 i104 kDa; oraz postkliniczna remisja zmian chorobowych: La: 53kDa; Lb: brak; Lwów: 31, 65 i 142 kDa; Lch: 50 i 104 kDa (tabela 17).

Tabela 18: <50% częstości występowania antygenów ujawnionych przez immunobloty z surowicami pacjentów z aktywnym CL, po klinicznej remisji i zdrowej kontroli, przy użyciu jako antygenów amastigotes wszystkich Leishmania spp.

CZĘSTOTLIWOŚĆ W OBLICZENIACH IMMUNOBLOTOWYCH (n)											
AKTYWNY(10)				**REIZJA(10)**				**KONTROLA IDR- (7)**			
<50%				<50%				<50%			
La	Lb	Lwów	Lch	La	Lb	Lwów	Lch	La	Lb	Lwów	Lch
13	**13**	13	15	13	**13**	13	**13**	13	20	13	15
15	20	***17***	20	15	**15**	15	15	15	22	15	20
20	**24**	20	**24**	**17**	**17**	**17**	**24**	20	27	20	22
24	27	24	29	20	20	20	29	22	35	22	29
29	37	**78**	31	**24**	**24**	24	31	27	37	24	31
31	43	83	**43**	**29**	27	**43**	***37***	31	40	35	35
43	**45**	96	**45**	31	**31**	47	**43**	35	43	37	40
60	47	100	53	**43**	**57**	53	**45**	40	47	40	47
72	53	104	**96**	**45**	60	**57**	47	47	53	47	53
78	60	108	120	60	70	70	53	53	60	53	70
108	**83**	**120**	122	***72***	**122**	**78**	**60**	83	70	70	78
120	**96**	**122**	136	**78**	***128***	96	70	96	80	83	80
122	**122**	**136**	142	83	**132**	100	**96**	100	100	96	104
136	**136**	**145**		**104**	**136**	104	115	115	104	100	108
142	142			***108***	142	**120**	120	120	115	104	115
145				115		**122**	122	122	120	108	120
				120		**145**	132	136	142	115	122
				122			136	142			132
				136			142	145			136
				142							142
				145							

Większa liczba antygenów amastigotes została rozpoznana przez surowice z aktywnych i po klinicznej remisji zmian chorobowych z częstotliwością < 50% niż przez surowice ze zdrowych kontroli (Tabela 18), specyficzne antygeny zostały znalezione w każdym gatunku nie występującym w odpowiednich zdrowych kontrolach są pogrubioną, czarną liczbą. Specyficzne antygeny występujące w aktywnych zmianach chorobowych tylko u jednego gatunku Leishmania są zaznaczone pogrubioną czarną kursywą w następujący sposób: La: 72 kDa; Lb: brak; Lwów: 17 kDa; Lch: brak; i po klinicznej remisji zmian: La: 72 i 108 kDa; Lb: 128 kDa; Lwów: brak; Lch: 37 kDa.

Densytometria w immunoblottingu L(L)amazonensis amastigotes przed i po spontanicznej remisji zmianys

Analizę densytometryczną przeprowadzono z zastosowaniem wzoru:

(Opary wtórne - obróbka wstępna) / obróbka wstępna opary x 100

Wartości dodatnie odzwierciedlały wzrost gęstości antygenu OD, natomiast wartości ujemne - spadek odpowiedniej gęstości. Gęstość optyczna była proporcjonalna do pierwotnego przeciwciała IgG z surowic pacjentów związanych przez każdy z antygenów Leishmania spp. amastigotes między 13 a 145 kDa i ujawniła się z wtórnym przeciwciałem anty-IgG (Fab')₂ myszy.

Wszystkie antygeny zdumiewające ujawnione przez surowice od ochotników ze spontaniczną remisją (Ryc. 7) oraz surowice od pacjentów z IDR(-) po leczeniu VT uległy znacznemu zmniejszeniu po klinicznej remisji zmian (Ryc. 8).

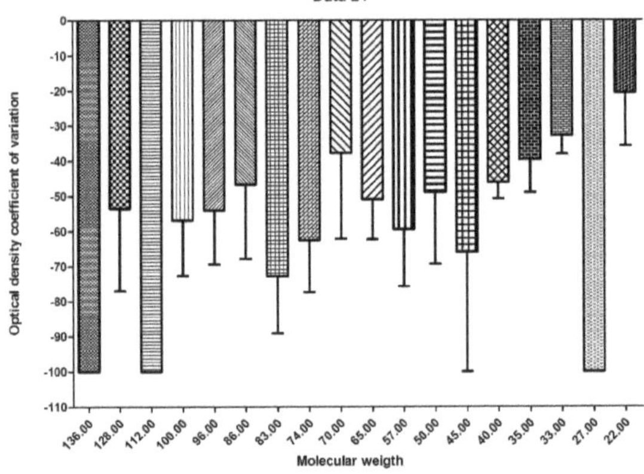

Rycina 7: Immunoblotting z *L(L) amazonensis* amastigotes jako antygenem i surowicami od ochotników ze spontaniczną remisją zmian chorobowych

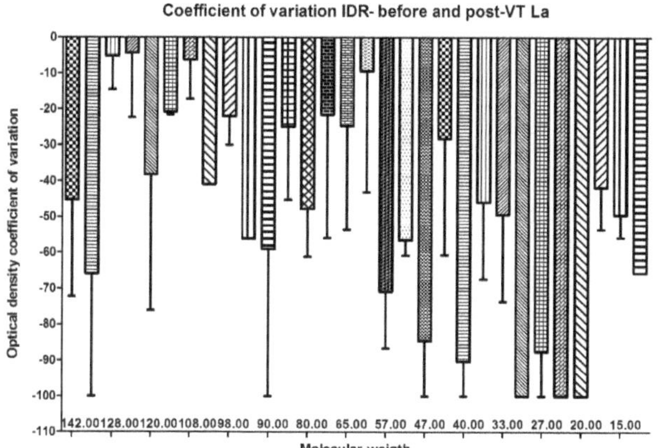

Rycina 8:Immunoblottings z *L(L) amazonensis* amastigotes jako antygenem i surowicami od ochotników IDR(-) przed i po leczeniu VT .

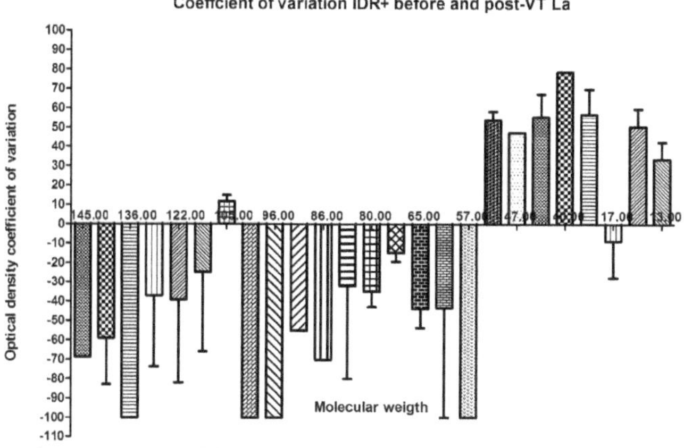

Rycina 9: Immunoblotting z L(L) amazonensis amastigotes jako antygenem i surowicą ochotników IDR (+) przed i po leczeniu VT.

W grupie IDR(+) po leczeniu VT antygeny z MW 105, 50, 47, 45, 40, 33, 15 i 13 kDa OD wzrosły po leczeniu (ryc. 9), w odróżnieniu od innych grup, które wszystkie były negatywne.

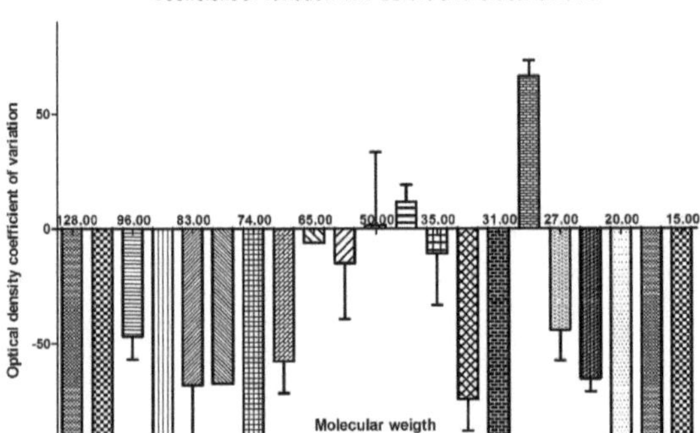

Rycina 10:Immunoblottings z L(L) amazonensis amastigotes jako antygenem i surowicami od ochotników IDR (-) przed i po leczeniu glukantem.

Grupa z Glucantime® miała wszystkie antygeny amastigotesa ujemne z wyjątkiem MW 29 kDa, który był dodatni (Rysunek 10). Immunoblottingów z amastigotami i surowicami od pacjentów leczonych autoklawowanymi promastigotami + BCG nie wykonano, ponieważ zabieg ten hamował odpowiedź immunologiczną poprzez indukcję przeciwzapalnej cytokiny IL-10 wprowadzając niepewność w wynikach.

DYSKUSJA

W badanej grupie 23,48% miało SR zmian w 7,41±2,71 tygodniach (3 miesiące); chorzy mieli silną komórkową odpowiedź immunologiczną i niski poziom swoistych przeciwciał przeciwko antygenom amastigotesa w porównaniu z chorobą aktywną. Siedem tygodni złotego standardu dla klinicznej remisji był czas, w którym czekaliśmy na rozpoczęcie leczenia VT lub Glucantime®, aby upewnić się, że nie są one nakładane na samouzdrawiającą się leiszmaniozę i same w sobie są skuteczne.

Stwierdziliśmy istotne różnice w czasie remisji przy różnych sposobach leczenia. Szczepionka VT była podobna do złotego standardu (7 tygodni), kuracja Glucantime® trwała 9 tygodni, a 75% pacjentów, którym wstrzyknięto autoklawione promastigoty *L(L)mexicana*+ BCG miało najdłuższy czas remisji (18 tygodni). Należy zauważyć, że w publikacjach dotyczących tego leczenia [18] nie powiedziano nic o okresie oczekiwania u chorych, aby uniknąć mieszania SR zmian z efektem autoklawowanych promastigot *L(L)Mexicana* + BCG, co wywołuje większą niepewność dotyczącą tego leczenia. Pacjenci otrzymujący ten sam preparat, który nie wykazywał remisji klinicznej (25%) potrzebowali więcej niż dwa razy więcej zastrzyków Glucantime® (44 dawki) i więcej czasu (23 tygodnie) na uzyskanie remisji klinicznej niż inne metody leczenia. Dane te tłumaczy się indukcją IL-10, cytokiny przeciwzapalnej, przez zabite autoklawowane pasożyty *L(L)meksykany*, które spowodowały ekspansję IL-10 produkujących limfocyty T regulatorowe CD4+CD25+Foxp3, zjawisko, które obserwowano również przy zabitych promastigotach+BCG, jak opublikowano [52]. Co więcej, badania kliniczne na ludziach z autoklawowanymi zabójczymi promastigotami *L(L)*major+BCG nie wykazały żadnej skuteczności innej niż sama BCG [39,63].

Wielkość owrzodzeń skóry w nawrotach była mniejsza (3,14±2,72 cm2) niż w zmianach pierwotnych (7,94±7,38 cm2), a 37,5% pacjentów z nawrotami miało remisję kliniczną bez leczenia w okresie krótszym niż 3 miesiące, natomiast 72,5% miało zmiany skórne > 3 miesiące wymagające leczenia Glucantime® lub VT. Oznacza to, że zmiany nawrotowe były bardziej łagodne, ponieważ pacjenci mieli lepszą odporność na ponowne zakażenie. Większość nawrotów (61,62%) obserwowano u chorych, którzy otrzymali autoklawowane promastigoty *L(L)mexicana+BCG* w zakażeniu pierwotnym z powodu indukcji cytokiny przeciwzapalnej IL-10, jak wyjaśniono powyżej [52].

Lejszmanina IDR z poliwalentnymi antygenami amastigote'owymi La+Lv+ Lb+ Lch miała wartość diagnostyczną dla nadzoru CL i może być wykorzystywana jako wskaźnik epidemiologiczny dla infekcji w celu poznania częstości występowania choroby w regionach endemicznych i hiperendemicznych. Jest bardzo czuły na wykrycie ostrego i przewlekłego CL w fazie aktywnej lub po remisji zmian. Reakcje dodatnie u rezydentów mieszkających na terenach endemicznych bez wcześniejszego CL w skórze są definiowane jako zakażenia podkliniczne. W Mato Grosso do Sul w Brazylii, regionie endemicznym dla *L(V)brasiliensis* 15,7% miało pozytywne reakcje na lejszmaninę bez wcześniejszych zakażeń [43], również w regionach endemicznych dla *L(L)peruviana* w Limie, Ancash i Piura w Peru, 17.Stwierdzono 0% przypadków IDR(+) [21], a w północno-wschodnim Ekwadorze z wysoką częstością występowania *L(L)guyanensis* i *L(L)panamensis* 17,2% dodatnich wyników [6], wszystkie wartości zgodne z naszymi danymi: 17,72% ochotników IDR(+) bez wcześniejszego zakażenia CL. Powiązanie odporności ochronnej z odpowiedzią IDR wyjaśnia fakt, że częstsze występowanie przypadków CL obserwowano u ochotników IDR(-) (59,42%) w porównaniu z IDR(+) (27,7%) w obszarach hiperendemicznych CL w naszej grupie badanej.

Rozpuszczalne antygeny amastigoty nie powodowały ochrony, ale wzrost wielkości zmian [56]. W naszej pracy wykorzystaliśmy nierozpuszczalne antygeny amastigoty po obróbce TLCK i ekstrakcji NP-40, co tłumaczy nasze pozytywne wyniki. Przypadki CL w grupie badanej IDR(-) wynosiły 59,42%, 41 z 69 ochotników, natomiast po szczepieniu VT 14,75%, 9 z 61 ochotników, co jest wyraźnym wynikiem ochrony antygenami nierozpuszczalnymi amastigotes; następnie czterech pacjentów otrzymało SR, a pięciu Glu.

Stwierdzono, że proteazy odgrywają zasadniczą rolę w wielu procesach, w tym w patogenezie leiszmanizy. Większość pasożytów wykorzystuje swój wewnątrzkomórkowy i zewnątrzkomórkowy repertuar proteaz do inwazji i namnażania się w komórkach żywicieli ssaków. Niewiele badań dotyczyło jednak proteaz seryny w Leishmanii i ich roli w patogenezie gospodarza. Poziom internacjonalizacji pasożytów leczonych przeciwciałami anty-115-kDa do makrofagów żywiciela został znacznie obniżony, co sugeruje, że ta proteaza serynowa prawdopodobnie odgrywa rolę w procesie zakażenia [17]. Podstawą naszej szczepionki VT jest hamowanie proteaz serynowych po leczeniu amastigotów TLCK, zachowanie antygenów amastigotów do indukcji immunoprofilaktyki CL i immunoterapii, jak pokazano w naszej pracy.

Prohibityna jest skoncentrowana na powierzchni bicza i bicza, przez które zachodzą interakcje gospodarz-pasożyt. Prohibityna jest przymocowana do membrany za pomocą kotwicy glikofosfoinozytolowej (GPI). Nadmierna ekspresja baniiny typu dzikiego zwiększa gęstość powierzchniową białka, co prowadzi do większej zarażalności pasożytów. Partnerem wiążącym poznawczym dla Leishmania prohibitin na komórce żywiciela wydaje się być powierzchnia makrofagów HSP70, z których siRNA, za pośrednictwem której następuje redukcja zdolności makrofagów do wiązania się z pasożytami [30]. Szczepionka VT nie ma zakazu, ponieważ białka powierzchniowe amastigotes są ekstrahowane za pomocą preparatu NP-40 i wszystkie produkty powierzchniowe są wyrzucane. HSP70 można zaobserwować w elektroforezie żelowej szczepionek poliwalentnych i monowalentnych VT [46, 47, 48], jak również w antygenach ujawnianych przez surowice ze 100% częstotliwością w immunoblottingach wszystkich Leishmania spp. używanych w tej pracy.

Zastosowano szczepionkę LEISH-F1+MPL-SE, składającą się z rekombinowanego antygenu poliproteinowego Leishmania LEISH-F1+ MPL(®)-SE adiuwant, ale wszyscy chorzy otrzymywali standardową chemioterapię z użyciem stiboglukonianu sodu lub antymonianu megluminy, rozpoczynającą się w dniu następnym w dwóch różnych badaniach klinicznych, co nałożyło się na skuteczność tej immunoterapii [35,42]. Szczepionka ta powinna była być stosowana samodzielnie, bez jednoczesnej chemioterapii w celu oceny jej skuteczności.

Stwierdzono, że miana przeciwciał IgG swoistych dla surowicy stale zmniejszają remisję postkliniczną w porównaniu z aktywnym CL [13]. Przeciwciała specyficzne dla *L(L)infantum* mogą utrzymywać się przez wiele lat i zmniejszać się powoli, ale stale. Utrzymywanie się tych swoistych przeciwciał nie jest związane ze słabą odpowiedzią terapeutyczną lub rokowaniem, ale ich ostry wzrost może być strażnikiem nawrotu VL [37].

Test ELISA został wykorzystany do diagnozy CL przy użyciu rozpuszczalnych (SF) i wzbogaconych w błony frakcji antygenu (MF) otrzymanych z *L(V)braziliensis*. Zastosowanie frakcji spowodowało dobrą dyskryminację chorych i nie zaobserwowano żadnej różnicy między tymi dwoma frakcjami (p=0,45). Czułość wynosiła 89,5% dla każdej frakcji, swoistość 89,5% dla SF i 93,4% dla MF, a dodatni współczynnik prawdopodobieństwa wynosił 8,5 dla SF i 13,6 dla MF [15], podobnie jak nasze wyniki dla nierozpuszczalnych antygenów amastigotów szczepionki VT.

Test ELISA z monowalentnymi antygenami amastigotes wykazał, że przeciwciała były indukowane na komórkach B przez aktywną infekcję i zmniejszały znacznie remisję postkliniczną w pierwotnej infekcji, gdy pasożyty były pod kontrolą. Wartości OD były wyższe w uszkodzeniach aktywnych po zakażeniach wtórnych, ale niższe niż w zakażeniach pierwotnych i zmniejszyły się w remisji poklinicznej, ale bez statystycznej różnicy, prawdopodobnie dlatego, że receptory limfocytów były już uwrażliwione i zajęte przez antygeny pasożyta, a na komórkach B w zakażeniach wtórnych nie rozszerzono nowych klonów komórkowych. Alternatywnie, DTH i odporność komórkowa odgrywały dominującą rolę w zwalczaniu pasożytów w zakażeniach wtórnych.

Wiele mikroorganizmów może się replikować w makrofagach, co jest ułatwione dzięki nieneutralizującemu przeciwciału IgG zwiększającemu infekcję wewnątrzkomórkową poprzez Fcγ-receptor fagocytozę. Ligacja monocytowych lub makrofagowych receptorów Fcγ przez kompleksy immunologiczne IgG, hamuje wrodzoną odporność, zwiększa produkcję IL-10 oraz ukośne odpowiedzi T-helper-1 (Th1) na odpowiedzi Th2, co prowadzi do zwiększenia produkcji zakaźnej przez zakażone komórki. Mechanizm ten może być zaangażowany w wiele zakażeń pierwotniakowych, bakteryjnych i wirusowych [27, 12]. W naszej pracy prawidłowe przeciwciała IgG reagowały z wieloma antygenami pasożytniczymi, kierując promastigoty do miejsca wewnątrzkomórkowego. Wszystkie antygeny w immunoblottingach ujawnione przez surowice z kontrolnego IDR(-) zdrowych ochotników, zostały również wykryte we wszystkich grupach częstości (100%, >50%, <50%) przez surowice pacjentów w aktywnej CL i po klinicznej remisji zmian, z wyjątkiem 47 i 96 kDa antygenów. Oznacza to, że normalne, rozpoznane przez Ig antygeny pasożytów natychmiast po zaszczepieniu przez nosiciela, izolują je od układu odpornościowego, pozwalając pasożytom na wzrost wewnątrzkomórkowy, u żywiciela kręgowców. Następnie, po opanowaniu amastigotu wewnątrzkomórkowego, stężenie przeciwciał zmniejszyło się po klinicznej remisji, najprawdopodobniej przez odporność komórkową, jak pokazano w tej pracy. Należy pamiętać, że pasożyty pozostają u żywiciela na zawsze i mogą być reaktywowane przez AIDS [2, 65].

O.D. z antygenów amastigote ujawnionych przez surowice od ochotników na SR i surowice od pacjentów z IDR(-ami) po leczeniu VT lub Glucantime® zmniejszył się znacząco w ilościowych immunoblottingach po klinicznej remisji zmian, z powodu niskiego stężenia przeciwciał po zakończeniu aktywnej infekcji, co potwierdza spadek częstości występowania antygenów ujawnionych przez surowice po klinicznej remisji zmian. Surowice ochotników IDR+, którzy mieli CL wykazały wzrost OD w antygenach o niskiej masie cząsteczkowej 50, 47, 45, 40, 33 i 15 kDa. Prawdopodobnie w tych surowicach znajdowały się przeciwciała przeciwko wydzielanym antygenom pasożytniczym, które indukowały remisję zmian podobnych do tych, jakie stwierdziliśmy u zaszczepionych i zakażonych myszy [47].

Antygeny VT amastigotes indukowały kliniczną remisję wszystkich form łuszczycy [49], Łuszczycowego zapalenia stawów [44] i Reumatoidalnego zapalenia stawów [51] u ochotników oraz kolagenowego zapalenia stawów u myszy [47]. Efekt VT analizowano u chorych z Łuszczycowym Zapaleniem Stawów po leczeniu antygenami amastigotes, stwierdzając, że u ochotników zmniejszyło się stężenie białka C-reaktywnego (CRP), dopełniacza 5a, TNFα i 1L-1 β [51]. Co ciekawe, zaskakujący spadek skórnego chłoniaka T-komórkowego in vitro wywołany został również przez VT monowalentne antygeny *L(L)chagasi* amastigotes [51], co otwiera nowe drogi do zastosowania tego zabiegu.

Ze względu na różnorodność genetyczną w populacjach docelowych, w tym zarówno psów jak i ludzi, prawdopodobnie konieczna będzie szczepionka zawierająca wiele antygenów. Należy jednak uwzględnić koszt szczepionki, która ma być stosowana w krajach rozwijających się. Stwierdzono, że poliproteina (KSAC) jest immunogenna i zdolna do indukowania ochrony przed *L(L)infantum*, odpowiedzialnym za leiszmaniozę trzewną u ludzi i psów oraz przed *L(L)major*, odpowiedzialnym za CL. Jest to niedroga szczepionka zdolna chronić zarówno ludzi jak i psy przed licznymi Leishmania spp [25]. Zastosowana w naszej pracy szczepionka poliwalentna VT ma bardzo niski koszt produkcji (około < 2 USD/ dawkę), możliwy do zastosowania w krajach rozwijających się na całym świecie.

Jeśli chodzi o rozpoznanie serodiagnostyczne VL a protein, członek rodziny białek szoku cieplnego 70 kDa, miał duży potencjał w rozpoznawaniu VL [72]. Długotrwała konfrontacja białek szoku cieplnego (HSP) z układem odpornościowym podobnym do tego, jaki występuje u żywiciela i najeźdźców, może przekształcić odpowiedź immunologiczną na te antygeny żywiciela i promować i/lub redukować choroby autoimmunologiczne, w tym łuszczycę [10,58]. Istnieją dowody na to, że rozpoznanie self-HSP60 może mieć korzystny wpływ na zapalenie stawów i może oferować nowe strategie lepszej kontroli procesów zapalnych poprzez podawanie peptydów działających krzyżowo na determinanty własne [72]. HSP60, HSP70, Gp96 funkcjonują jako ligandy pochodzące od gospodarza dla receptorów typu toll like (TLR2) i zostały opisane jako odgrywające rolę w patogenezie RZS i łuszczycy [57]. Antygeny Leishmania są produkowane po szoku cieplnym u promastytutów, które stają się amastigotami w płynnym podłożu hodowlanym [50]. Masa cząsteczkowa frakcji DEAE z *L(V)brasiliensis*, które indukowały remisję łuszczycy, była podobna do masy większości ligandów gospodarza HSP (50-70 kDa) i mogła hamować objawy łuszczycy, łuszczycowego zapalenia stawów i CIA poprzez konkurowanie z peptydami w odpowiednich receptorach [44, 47, 48, 49, 51].

WNIOSKI

Zmiany u ochotników z pierwotnymi i wtórnymi infekcjami leiszmaniozą skórną charakteryzowały się owrzodzeniami, bliznami i guzami, zlokalizowanymi głównie w obrębie rąk i nóg. Szczegółowo porównano ewolucję zmian po samoistnej remisji, Glucantime®, autoklawowane promastigoty *L(L) mexicana* + BCG oraz szczepionkę Leishmania amastigotes wyhodowaną w płynnym podłożu bez komórek ssaków (podłoże O'Daly'ego) po leczeniu TLCK i ekstrakcji NP-40. Humoralna reakcja testu ELISA z surowicami reagującymi z antygenami amastigotesa wykazała, że po klinicznej remisji zmian w porównaniu z aktywną infekcją, przeciwciała w surowicy uległy znacznemu zmniejszeniu ($p<0,05$). Odpowiedź DTH była wyższa w aktywnym zakażeniu wtórnym niż w zakażeniu pierwotnym ($p<0,0001$), a przypadki CL zmniejszyły się istotnie po szczepieniu VT u ochotników IDR(-) i IDR(+). Poliwalentne i monowalentne antygeny amastigoty miały dobrą wartość diagnostyczną (>1,0) dla pacjentów z CL. Antygeny Leishmania amastigote analizowane przez immunobloty jakościowe wykazały zmniejszenie częstości występowania antygenów w remisji klinicznej w porównaniu do zmian aktywnych. Ilościowa analiza immunoblottingu antygenów amastigoty również wykazała znaczne obniżenie wartości OD, ze względu na obniżenie stężenia przeciwciał w surowicy pacjentów, po samoistnej remisji, leczeniu Glucantime lub VT. Liczne wspólne antygeny są wspólne dla surowic z prawidłowych zdrowych kontroli i pacjentów z CL przed i po klinicznej remisji, co wyjaśnia wewnątrzkomórkową kolonizację pasożytów u żywicieli kręgowych bezpośrednio po zaszczepieniu przez nosiciela. Szczepionka VT chroniła ochotników przed zakażeniem CL, a także miała bardzo dobre działanie immunoterapeutyczne.

MATERIAŁY I METODY

Pasożyty

Zastosowano następujące szczepy Leishmania: *L.(L)amazonensis* (La: IFLA/BR/67/PH8); L.*(L)venezuelensis* (Lwów: MHOM/VE/80/H16); *L.(V)brasiliensis* (Lb: MHOM/VE/75/H27); *L.(L)chagasi*, (Lch: MHOM/BR/74/PP75). Amastigoty były hodowane na płynnym podłożu O'Daly'ego bez obecności komórek ssaków, jak opublikowano [50]. Szczepionka poliwalentna pierwszej generacji oraz antygeny monowalentne drugiej generacji (La, Lv, Lb i Lch) zostały przygotowane w formie publikacji [44, 47, 48, 49, 51]. Końcowy immunogen poliwalentny pierwszej generacji zawierał 1 mg/ml lub 250 µg każdego antygenu gatunku Leishmania w PBS uzupełnionego Rehydragelem i 4 µg/ml gentamycyny. Stężenie tlenku glinu wynosiło 0,25 ml na mg (v/w) białka pasożytniczego.

Diagnoza aktywnej leiszmanizy skórnej (CL):

Przypadki z owrzodzeniami lub guzkami u pacjentów z "El Ingenio" i "La Planta" od stycznia 1994 r. do sierpnia 1998 r. były uważane za potencjalnych pacjentów CL wykrytych podczas wizyt w domu co 15 dni. Diagnostykę ustalono za pomocą IDR > 5 mm z poliwalentną lejszmaniną oraz testu ELISA z antygenami amastigotes. Współistniejące zakażenia bakteryjne w postaci wrzodów były leczone Flucoxaciline (Floxapen®) w dawce 100 mg/kg/dobę doustnie co 8 godzin przez 10 dni. Pacjentów z IDR > 5 mm wybrano, wykonano biopsję za pomocą dziurkacza skórnego o średnicy 6 mm, z brzegu wrzodu, oraz poddano analizie mikroskopowej podwielokrotności amastigot w makrofagach po wybarwieniu May-Grunwalda-Giemsa, wstrzyknięto 0,1 ml w poduszeczki myszy i posiew pasożytów na podłożu O'Daly'ego. Krew obwodową od pacjentów pobrano również poprzez nakłucie żylne na lewym ramieniu, stosując Vacutainer® do testu ELISA i Immunoblottings.
Za skuteczną remisję kliniczną uznano całkowitą inwolucję owrzodzeń lub guzków oraz pojawienie się blizny zwiotczałej bez objawów stanu zapalnego i brak nawrotów przez okres 6 miesięcy po remisji.

Leczenie zdrowych ochotników proteinami amastigotes z kilku gatunków Leishmania (VT), Glucantime® lub Promastigotes *L(L)mexicana* + BCG:

Populacja badanej grupy (n= 132) liczyła 25,1±17,1 lat w przedziale wiekowym od 0,5 do 62 lat 45,5% kobiet i była rozmieszczona w kilku grupach, które poddano różnym zabiegom, jak wyjaśniono w tabelach 1, 2 i 4. Immunoprofilaksja (VT) była stosowana wraz z białkami amastigotes przez laboratorium immunobiologiczne IVIC w "El Ingenio" i "La Planta" w Guatire Miranda State w Wenezueli od października do grudnia 1993 roku. Poliwalentne szczepionki pierwszej generacji wstrzykiwano domięśniowo w okolice deltoidów w 0,20 ml PBS zawierającego 200 µg białek amastigotesa miesięcznie, przez trzy razy w odstępie jednego miesiąca, po uprzednim podpisaniu świadomej zgody.
Wolontariusze z CL od stycznia 1994 r. do sierpnia 1998 r. ze zmianami > 3 miesięcy ewolucji, otrzymywali immunoterapię jako leczenie i byli wstrzykiwani z dawką 500 µg/VT, co tydzień, do 12 dawek domięśniowo w rejon deltoidów. Wizyta dom na dom była wykonywana co 15 dni w celu znalezienia skuteczności leczenia, jak wyjaśniono w tabelach 1 i 2.

Leczenie glukantem zostało przeprowadzone w Instytucie Medycyny Tropikalnej, Centralny Uniwersytet Caracas (UCV) w Wenezueli, dawki obliczone na 10 mg/kg/dobę, podawane przez 10 dni, z kontrolą co 15 dni. Leczenie promastigotami *L(L)meksykańskimi* + BCG zostało przeprowadzone w wiejskiej klinice typu II w Araira, Miranda State Venezuela i w szpitalu Vargas, Caracas, Wenezuela, przez personel Instytutu Biomedycyny, zgodnie z publikacją [18].

Główne kryteria włączenia do próby

Do grupy osób uprawnionych zaliczono mężczyzn i kobiety w wieku od 0,5 do 62 lat, ze zmianami obecnymi przez co najmniej 3 miesiące i zdiagnozowanymi zgodnie z powyższymi wyjaśnieniami. Kryteria włączenia były podobne do opublikowanych prac [44, 48, 49].

Główne kryteria wykluczenia z próby

Każda kobieta w ciąży lub karmiąca została wykluczona z badania. Wszyscy uczestnicy badania byli oceniani pod kątem wywiadu, udokumentowanego niedoboru odporności, statusu HIV, infekcji oportunistycznych lub trwających niekontrolowanych zakażeń i byli podstawą do wykluczenia. Z udziału w badaniu wykluczono osoby, które w okresie 2 tygodni przed pierwszym podaniem badanego leku stosowały jakiekolwiek szczepionki, produkty uczulające uczulające lub stosowały terapię miejscową (z wyjątkiem emolientów) na CL. Z udziału w badaniu wykluczono osoby ze stwierdzoną nadwrażliwością na gentamycynę lub inny składnik badanego leku, znieczuleniem miejscowym lub środkami diagnostycznymi stosowanymi w badaniach dotyczących protokołu badania oraz udokumentowanym wywiadem dotyczącym nadużywania alkoholu [44, 48, 49].

Nadwrażliwość typu opóźnionego:

Test skórny lub reakcja śródskórna (IDR) z antygenami Leishmania zapewnia reakcję nadwrażliwości typu opóźnionego (DTH) i jest dobrym markerem komórkowej odpowiedzi immunologicznej w leishmaniasis. Roztwory do testów skórnych Leishmania (poliwalentna lejszmanina) zostały przygotowane z czterema gatunkami Leishmania (La, Lv, Lb i Lch) lub monowalentną lejszmaniną z każdym z wyżej wymienionych gatunków. Ostateczne stężenie roztworu w każdym przypadku wynosiło 40 µg/ml w PBS. Wstrzyknięto 4 µg w wolną powierzchnię prawego ramienia. Reakcję mierzono techniką kulkowo-penową [44, 48, 49, 51] 48 godzin później [67], średnicę > 5 mm uznano za dodatnią reakcję śródskórną.

Elektroforeza żelu poliakryloamidowego SDS-Polyacrylamide:

50 µg każdego z Leishmania spp. do barwienia na kolor niebieski Coomassie i 60 µg do barwienia na kolor srebrny zostało poddane elektroforezie w żelach prefabrykowanych w technologii Invitrogen 4-20% NuPAGE Tris-acetate SDS-PAGE w warunkach redukcyjnych z Tris-glycine SDS-buforem czynnym w minikomórce XCell SureLock (Invitrogen life technologies) zgodnie z opublikowanymi instrukcjami producenta [45, 46, 47, 48]. Białka były barwione przy użyciu zestawów barwiących SilverXpress Silver lub Coomasie brilliant blue (R-250) i analizowane w systemie BIORAD za pomocą oprogramowania Quantity One 1-D Analysis Software. W każdym żelu zastosowano wstępnie barwione znaczniki masy cząsteczkowej (MW) (Biorad).

ELISA:
Test ELISA na określenie przeciwciał przeciwko Leishmania był analizowany w surowicach pochodzących od ochotników przed i po leczeniu. W celu oceny humoralnej reakcji na antygeny lejszmańskie wykonano test ELISA, zgodnie z wcześniejszymi publikacjami [34, 35, 38, 39]. Antygeny pochodziły od amastigotes z czterech gatunków *Leishmania* spp., które stanowią substancję farmaceutyczną AS100 i były testowane oddzielnie, a nie łącznie, jak stwierdzono w produkcie farmaceutycznym AS100. Dołki każdej płytki ELISA zostały pokryte roztworem zawierającym 200 µg antygenów na ml. Po wysuszeniu, płytki płukano PBS zawierającym 0,05% Tween 20 oraz powlekano PBS zawierającym 0,05% Tween 20 i 1% albuminy surowicy bydlęcej. Płytki zostały wypłukane, a do każdego dołka dodano próbki surowicy (rozcieńczone w proporcji 1:1 000) w PBS i inkubowano. Po kolejnym płukaniu dodano antyludzką peroksydazę chrzanową IgG związaną z fragmentem $(Fab')_{2}$ **pochodzącym** od owiec i inkubacja w ciągu nocy. Po ostatnim płukaniu dodano substrat ABTS (sulfonian 2-2'-azino-di-benzotiazoliny) i 10 µl H2O2. Test został odczytany w automatycznym czytniku ELISA (Titertek Multiskan Plus) przy długości fali 450 nm. Do przydzielonych dołków dodano kalibrator albuminy surowicy bydlęcej rozcieńczony od 6,25 do 400 ng/ml. Każdy replikowany dołek ze średnią 3 odchylenia standardowego powyżej średniego stężenia zanotowanego dla kontroli negatywnych (100 ng/ml), został uznany za reakcję pozytywną. Wszystkie wartości reprezentują średnią z powtórzonych testów trzech różnych eksperymentów przeprowadzonych z surowicami 7 zdrowych kontroli IDR(-).

Immunoblotowanie:
50 µg w 10 µl każdego z Leishmania spp. zostało poddane elektroforezie w żelach prefabrykowanych z tris-acetatem SDS-PAGE o nazwie Invitrogen 4-20% NuPAGE, w warunkach redukcyjnych, przy użyciu tris-glizynowego bufora obrotowego SDS w minikomórce XCell SureLock (Invitrogen life technologies), zgodnie z opublikowanymi instrukcjami producenta [45, 46, 47,48]. Następnie przeniesienie na papier nitrocelulozowy (Schleicher & Schull, Keene, NH, USA odbyło się w Mini-trans-Blot (Biorad) zgodnie z instrukcją producenta. Po reakcji z pierwotnym przeciwciałem różnych pacjentów z surowicami i kontrolami, barwienie zostało wykonane przy użyciu wtórnego fragmentu peroksydazy chrzanu powiązanego z ludzką immunoglobuliną $(Fab')_{2}$ **pochodzącej** od owiec (Amersham UK) w rozcieńczeniu 1:1000 przez 2 godziny w temperaturze pokojowej. Na koniec po przemyciu preparatem SST (Tris -HCl 0,05 M, 0,15 M NaCl, pH 9,5)-między 20, roztworem z 0,05 % diaminobenzidyną (w/v) 0,03 % H2O2 (v/v), dodano 0,03 % CoCl, odczekując aż powstanie kolor, przemyto wodą destylowaną i wykonano zdjęcia. Stężenie białka oznaczano metodą Lowry'ego lub BCA [36, 66].

Metody statystyczne:
Grupy leczone porównywano za pomocą analizy modelu wariancji (ANOVA) z leczeniem jako efektem stałym. Aby kontrolować wielokrotne porównania, najpierw przetestowano hipotezę o ogólnym efekcie leczenia. Jeżeli wartość p efektu terapeutycznego wynosiła $< 0,05$, wówczas wykonano porównania porównawcze każdej aktywnej grupy leczniczej z kontrolą przy użyciu kontrastów. Zbadano założenie ANOVA o normalności i jednorodności wariancji

oraz, w stosownych przypadkach, zastosowano podejście nieparametryczne (test Wilcoxona, wielokrotne testy porównawcze Tukeya) w celu porównania grup leczonych. Zastosowano również test T dla studentów. Wszystkie obliczenia zostały wykonane przy użyciu oprogramowania GraphPad Prism.

Analizy immunoblottingu metodą densytometryczną

Immunobloty po wybarwieniu zostały ułożone obok siebie z surowic każdego pacjenta, zdigitalizowane za pomocą skanera Scan jet 4C i programu Deskcan II 2.3 (Hewlett Packard 1991-1995), a następnie analizowane za pomocą Gel-pro 98 3.0 Media Cybernetic 1995-1996. Zintegrowane wartości gęstości optycznej (IOD) odpowiadające powierzchni pod krzywą z różnych pasm uzyskano, a współczynnik zmienności obliczono przed i po leczeniu lub przed i po remisji klinicznej w następujący sposób:

(Opary wtórne - obróbka wstępna) / obróbka wstępna x 100

Pozytywne wartości: Wzrost gęstości antygenu OD po leczeniu.

Wartości ujemne: Spadek gęstości antygenu OD po leczeniu

Gęstość optyczna była proporcjonalna do pierwotnego przeciwciała IgG z surowic związanych konkretnie przez każdy z antygenów gatunku Leishmania między 13 a 150 kDa i ujawniona przez surowice od pacjentów i kontroli z wtórnym przeciwciałem anty-IgG $(Fab')_2$ myszy.

REFERENCJE

1- Alexander J, Bryson K. (2005) "T helper (h)1/Th2 and Leishmania: paradox rather than paradigm," Immunol Lett 99:17-23.
2- Altes J, Salas A, Riera M, Udina M, Galmes A, Balanzat J, Ballesteros A, Buades J, Salva F, Villalonga C. (1991) Leiszmanioza trzewna: kolejne zakażenie oportunistyczne związane z HIV? Sprawozdanie z ośmiu nowych przypadków i przegląd literatury. POMAGA 5:201-207.
3- Abdian N, Gholami E, Zahedifard F, Safaee N, Rafati S. (2011) Ocena szczepień DNA/DNA i prime-boost przy użyciu LPG3 przeciwko poważnemu zakażeniu Leishmania u podatnych myszy BALB/c i jego właściwościom antygenowym w lejszmaniozy u ludzi. Exp Parasitol 127:627-636.
4- Ameen M. (2010) Cutaneous leishmaniasis: advances in disease pathogenesis, diagnostics and therapeutics. Clin Exp Dermatol 35:699-705.
5- Antinori S, Schifanella L, Corbellino M. (2012) Leishmaniasis: nowe spojrzenie na starą i zaniedbaną chorobę. Eur J Clin Microbiol Infect Dis 31:109-118.
6- Armijos RX, Weigel MM, Izurieta R, Racines J, Zurita C, Herrera W, Vega M. (1997) The epidemiology of cutaneous leishmaniasis in subtropical Ecuador. Trop Med Int Health 2:140-152.
7- Awasthi A, Mathur KR, Saha B. (2004) Immune response to leishmania infection. Indian J Med Res 119:238-258.
8- Berman JD. (1997) Human leishmaniasis: clinical, diagnostic, and chemotherapeutic developments in the 10 years. Clin Infect Dis 24:684-703.
9- Boecken G, Sunderkötter C, Bogdan C, Weitzel T, Fischer M, Müller A, Löbermann M, Anders G, von Stebut E, Schunk M, Burchard G, Grobusch M, Bialek R, Harms-Zwingenberger G, Fleischer B, Pietras M, Faulde M, Kay Erkens K. (2011) Diagnoza i leczenie leiszmaniki skórnej i śluzówkowej w Niemczech. J Dtsch Dermatol Ges. 9 Suppl 8:1-51.
10-. Boyman O, Conrad C, Dudli C, Kielhorn E, Nickoloff BJ, & Nestle FO. (2005) Aktywacja komórek prezentujących antygen dendrytyczny, wyrażających receptor białka szoku cieplnego CD91 podczas indukcji łuszczycy. Br J Dermatol 152:1211-1218
11- Brelaz MCA, De Oliveira AP, De Almeida AF , De Assis Souza M, Assis Souza E, Medeiros CR, De Brito MEF, Pereira VRA. (2012) Frakcje antygenowe Leishmania (Viannia) braziliensis: charakterystyka odpowiedzi immunologicznej pacjentów w początkowej fazie choroby. Parasite Immunol 34:236-239.
12- Buxbaum LU. (2008) A detrimental role for IgG and FcgammaR in Leishmania mexicana infection. Immunol Res. 42:197-209.
13- Carvalho EM, Correia Filho D, Bacellar O, Almeida RP, Lessa H, Rocha H. (1995) Characterization of the immunological response in subjects with self-healing cutaneous leishmaniasis. Am J Trop Med Hyg 53:273-277.
14- Casadevall A. (1998) Antibody-mediated protection against intracellular pathogens Trends Microbiol 6:102-107.

15- Cataldo JI, de Queiroz Mello FC, Mouta-Confort E, de Fátima Madeira M, de Oliveira Schubach A, da Silva Genestra M, Ribeiro FC, de Fátima Moreira-Venâncio C, Passos SR. (2010) Test immunoenzymatyczny do diagnostyki leiszmaniki śródziemnomorskiej przy użyciu rozpuszczalnych i wzbogaconych w błony frakcji z zakaźnej leiszmaniki (Viannia) braziliensis. J Clin Lab Anal 24:289-294
16- Charmoy M, Auderset F, Allenbach C, Tacchini-Cottier F. (2010) Znacząca rola neutrofili w początkowej fazie zarażenia pasożytami Leishmania. J Biomed Biotechnol 2010:719361.
17- Choudhury R, Das P, Bhaumik SK, De T, Chakraborti T. (2010) In situ immunolocalization and stage-dependent expression of a secretory serine protease in Leishmania donovani and its role as a vaccine candidate. Clin Vaccine Immunol. 17:660-667.
18- Convit J, Castellanos PL, Ulrich M, Castes M, Rondon A, Pinardi ME, Rodriguez N, Bloom BR, Formica S, Valecillos L, Bretaña A. (1989) Immunoterapia zlokalizowanych, pośrednich i rozproszonych form amerykańskiej leiszmanizy skórnej J Infect Dis 160:104-115.
19- Croft SL, Olliaro P. (2011) Leishmaniasis chemoterapia - wyzwania i możliwości. Clin Microbiol Infect 17: 1478-1483.
20- Daneshbod Y, Oryan A, Davarmanesh M, Shirian S, Negahban S, Aledavood A, Davarpanah MA, Soleimanpoor H, Daneshbod K. (2011) Przegląd literatury, diagnostyka kliniczna, histopatologiczna i cytologiczna leiszmanizy błony śluzowej. Arch Pathol Lab Med 135:478-482.
21- Davies CR, Llanos-Cuentas EA, Pyke SD, Dye C. (1995) Cutaneous leishmaniasis in the Peruvian Andes: an epidemiological study of infection and immunity. Epidemiol Infect 114:297-318.
22- de Almeida MC, Vilhena V, Barral A, Barral-Netto M. (2003) Leishmanial infection: analysis of its first steps. Rewizja. Mem Inst Oswaldo Cruz 98:861-870.
23- Desjeux P. (2004) Leishmaniasis: obecna sytuacja i nowe perspektywy. Comp Immunol Microbiol Infect Dis 27:305-318.
24- Fruth U, Solioz N, Louis JA. (1993) Leishmania major ingeruje w prezentację antygenu przez zakażone makrofagi. J Immunol 150:1857-1864.
25- Goto Y, Bhatia A, Raman VS, Liang H, Mohamath R, Picone AF, Vidal SE, Vedvick TS, Howard RF, Reed SG. (2011) KSAC, pierwsza określona szczepionka poliproteinowa kandydująca do leiszmanizy trzewnej. Clin Vaccine Immunol. 18:1118-1124.
26- Grenfell RF, Marques-da-Silva EA, Souza-Testasicca MC, Coelho EA, Fernandes AP, Afonso LC, Rezende SA. (2010) Antygenowe wyciągi z Leishmania braziliensis i Leishmania amazonensis powiązane z saponiną częściowo chronią myszy BALB/c przed zakażeniem Leishmania chagasi, hamując produkcję IL-10 i IL-4. Mem Inst Oswaldo Cruz 105:818-822.
27- Halstead SB, Mahalingam S, Marovich MA, Ubol S, Mosser DM. (2010) Intrinsic antibodies-dependent enhancement of microbial infection in macrophages: disease regulation by immunmune complexes. Lancet Infect Dis. 10:712-722.
28- Handman E. (2001) Leishmaniasis: Aktualny stan rozwoju szczepionki. Clin. Microbiol Rev 14:229-243.

29- Hotez PJ, Bottazzi ME, Franco-Paredes C, Ault SK, Periago MR (2008) The Neglected Tropical Diseases of Latin America and the Caribbean: A Review of Disease Burden and Distribution and a Roadmap for Control and Elimination. PLoS Negl Trop Dis. 24:2(9):e300.
30- Jain R, Ghoshal A, Mandal C, Shaha C. Leishmania komórki powierzchniowe zakazin: rola w interakcji gospodarz-pasożyt. Cell Microbiol. 2010 Kwiecień 1;12(4):432-52. Epub 2009 listopad 2 listopada
31- Kima PE, Soong L, Chicharro C, Ruddle NH, McMahon-Pratt D. (1996) Zainfekowane Leishmanią sekwencje makrofagów poddane endogenicznej syntezie antygenów pasożytów od prezentacji do komórki CD4+ T. Eur J Immunol 26:3163-3169.
32- Körner H, McMorran B, Schlüter D, Fromm P. (2010) The role of TNF in parasitic diseases: still more questions than answers. Int J Parasitol 40:879-888.
33- Kumari S, Singh S, Saha B, Paliwal PK. (2011) Leishmania major MAP kinase 10 chroni przed doświadczalnym zakażeniem L. major. Szczepionka 29:8783-8787.
34- Lima Prado Godinho J, Simas-Rodrigues C, Silva R, Ürmenyic TP, de Souza W, Fernandes Rodrigues JC. (2012) Skuteczność leczenia miltefosyną u myszy BALB/c zakażonych Leishmania amazonensis. Int J Antymikrobowe 39:326-331.
35- Llanos-Cuentas A, Calderón W, Cruz M, Ashman JA, Alves FP, Coler RN, Bogatzki LY, Bertholet S, Laughlin EM, Kahn SJ, Beckmann AM, Cowgill KD, Reed SG, Piazza FM. (2010) Badanie kliniczne mające na celu ocenę bezpieczeństwa i immunogenności szczepionki LEISH-F1+MPL-SE stosowanej w skojarzeniu ze stiboglukonianem sodu w leczeniu leiszmanizy śluzówki. Szczepionka 28:7427-7435.
36- Lowry OH, Rosebrough NJ, Farr AL, Randall RJ. (1951) Pomiar białka za pomocą odczynnika fenolowego z foliną. J Biol Chem 193:265-275.
37- Mansueto P, Pepe I, Seidita A, Scozzari F, Vitale G, Arcoleo F, Elvira I, Cillari E, Rini GB, Napoli N, Di Rosa S, Mansueto S, Di Fede G. (2012) Significance of persistence of antibodies against Leishmania infantum in Sicilian patients affected by acute visceral leishmaniasis. Clin Exp Med. 12:127-132
38- Miralles GD, Stoeckle MY, McDermott DF, Finkelman FD, Murray HW. (1994) Thl i Th2 cytokiny związane z komórkami w eksperymentalnej trzewnej Leishmaniasis. Zainfekować Immun 62:1058-1063.
39- Momeni AZ, Jalayer T, Emamjomeh M, Khamesipour A, Zicker F, Ghassemi RL, Dowlati Y, Sharifi I, Aminjavaheri M, Sharifi A, Alimohammadian MH, Hashemi-Fesharki R, Nasseri K, Godal T, Smith PG, Modabber F. (1999) randomizowane, podwójnie ślepe, kontrolowane badanie zabitej głównej szczepionki L. oraz BCG przeciwko zoonotycznej leiszmaniozie skórnej w Iranie. Szczepionka 17:466-472.
40- Nagill R, Kaur S. (2011) Vaccine candidates for leishmaniasis: a review. Int Immunopharmacol 11:1464-1488.
41- Nakkash-Chmaisse H, Makki R, Nahhas G, Knio K, Nuwayri-Salti N. (2011) Detection of Leishmania parasites in the blood of patients with isolated cutaneous leishmaniasis. Int J Infect Dis 15:e491-494.
42- Nascimento E, Fernandes DF, Vieira EP, Campos-Neto A, Ashman JA, Alves FP, Coler RN, Bogatzki LY, Kahn SJ, Beckmann AM, Pine SO, Cowgill KD, Reed SG, Piazza FM. (2010) Badanie kliniczne mające na celu ocenę bezpieczeństwa i

immunogenności szczepionki LEISH-F1+MPL-SE stosowanej w połączeniu z antymonianem megluminy w leczeniu leiszmanizy skórnej. Szczepionka. 28:6581-6587.

43- Nunes VL, Dorval ME, Oshiro ET, Noguchi RC, Arao LB, Hans Filho G, Espindola MA, Cristaldo G, da Rocha HC, Serafini LN. (1991) Badanie epidemiologiczne dotyczące leiszmanizy historycznej w gminie Corguinho, Mato Grosso do Sul. Badania w populacji ludzkiej Rev Soc Bras Med Trop 28:185-193.

44- O'Daly JA , Gleason J, Lezama R, Rodriguez PJ, Siva E , Indriago NR. (2011) Antygeny z lejszmanii amastigotes wywołujące kliniczną remisję łuszczycowego zapalenia stawów. Arch Dermatol Res 303:399-415.

45- O'Daly JA, Carrasco H, Fernández V, Rodríguez MB (1994) A study of Chagasic and non-chagasic miocardiopathies by ELISA and immunoblotting with Trypanosoma cruzi and Trypanosoma rangeli antigens. Acta Trop. 56:265–287.

46- O'Daly JA, Garcia P, Rodriguez MB, Ovalles T. (2012) Leishmania promastigotes wydzielał/wydzielał produkty, charakterystyka i ochrona myszy BALB/c przed zjadliwymi amastigotes poprzez szczepienia. The Ann of Infect Dis 1:1-12.

47- O'Daly JA, Gleason JP, Peña G, Colorado I. (2010) Oczyszczone białka z Leishmania amastigotes wywołane reakcjami nadwrażliwości typu opóźnionego i remisją kolagenowego zapalenia stawów w modelach zwierzęcych. Arch Dermatol Res 302:567-581.

48- O'Daly JA, Lezama R, Gleason J. (2009) Isolation of Leishmania amastigote protein fractions which induced lymphocyte stimulation and remission of psoriasis. Arch Dermatol Res 301:411-427.

49- O'Daly JA, Lezama R, Rodriguez PJ, Silva E, Indriago NR, Peña G, Colorado I, Gleason J, Rodriguez B, Acuña L, Ovalles T. (2009) Antygeny z Leishmania amastigotes wywołały kliniczną remisję łuszczycy. Arch Dermatol Res 301:1-13.

50- O'Daly JA, Rodriguez MB. (1988) Zróżnicowany wymóg wzrostu kilku gatunków Leishmania spp. na chemicznie zdefiniowanych podłożach hodowlanych. Acta Trop 45:109-126.

51- O'Daly JA. (2012) Łuszczyca jest chorobą ogólnoustrojową poza skórą, o czym świadczy łuszczycowe zapalenie stawów i wiele innych chorób współistniejących. Remisja kliniczna przy użyciu szczepionki Leishmania amastigotes, znaleziono serendipity. W O'Daly JA (Ed). Łuszczyca a choroba systemowa. InTech publishers, Chorwacja, s. 1-56.

52- Okwor I, Liu D, Beverly SM, Uzonna JE. (2009) Wszczepienie zabitej Leishmania major do układu odpornościowego myszy szybko zakłóca odporność na wtórne wyzwanie za pośrednictwem procesu za pośrednictwem IL-10. Proc Natl Acad Sci USA 106:13951-13956.

53- Okwor I, Uzonna JE. (2009) Immunoterapia jako strategia leczenia leiszmanizy: przegląd literatury. Immunoterapia 1:765-776.

54- Oliveira LF, Schubach AO, Martins MM, Passos SL, Oliveira RV, Marzochi MC, Andrade CA. (2011) Systematyczny przegląd niepożądanych skutków leczenia leiszmanizy skórnej w New World Acta Trop 118:87-96.

55- Ourives Neves L, Chrusciak Talhari A, Nunes Gadelha EP, Moreira da Silva R J, de Oliveira Guerra JA, de Lima Ferreira LC, Talhari S. (2011) randomizowane badanie

kliniczne porównujące antymonian megluminy, pentamidynę i amfoterycynę B do leczenia leiszmanizy skórnej przez Leishmania guyanensis . An Bras Dermatol 86:1092-10101.
56- Passero LF, Da Costa Bordon ML, De Carvalho AK, Martins LM, Corbett CE, Laurenti MD. (2010) Nasilenie zakażenia Leishmania (Viannia) shawi u myszy BALB/c po uodpornieniu rozpuszczalnym antygenem z postaci amastigotów. 118:973-981.
57- Rajesh R, Moudgil KD (2009) Białka termoplastyczne mogą promować, jak również regulować autoimmunologię. Autoimmun Rev 8:388-393
58- Rambukkana A, Das PK, Witkamp L Rambukkana A, Das PK, Witkamp L, Yong S, Meinardi MM, & Bos JD.1993. Przeciwciała przeciwko mykobakteryjnym białkom szoku cieplnego 65 kDa i innym antygenom immunodominującym u chorych na łuszczycę. J Invest Dermatol 100:87-92.
59- Ravindran R, Ali N. (2004) Progress in vaccine research and possible effector mechanisms in visceral leishmaniasis. Curr Mol Med 4:697-709.
60- Reiner NE, Ng W, McMaster WR. (1988) Kinetyka wiązania interferonu gamma i indukcja głównego kompleksu histokompatybilności mRNA klasy II w makrofagach zakażonych lejszmanią. Proc Natl Acad Sci USA 85:4330-4334
61- Reiner NE, Ng W, McMaster WR. (1987) Pasożytnicze interakcje komórkowe w leiszmaniozie moru. II. Leishmania donovani hamuje ekspresję makrofagów głównych kompleksów genów zgodności histologicznej klasy I i klasy II. J Immunol 138:1926-1932.
62- Saha P, Mukhopadhyay D, Chatterjee M. (2011) Immunomodulacja chemoterapeutyczna przeciwko Leishmaniasis. Int Immunopharmacol 11:1668-1679.
63- Sharifi I, FeKri AL, , Aflatonian MR, Khamesipour A, Nadim A, Ahmadi Mousavi MR, Momeni AZ, Dowlati Y, Godal T, Zicker F, Peter G Smith PG, Farrokh Modabber F. (1998?) Randomised vaccine trial of single dose of killed Leishmania major plus BCG against anthroponotic cutaneous leishmaniasis in Bam, Iran. Lancet 351:1540-1543.
64- Satoskar A,. Bluethmann H, Alexander J. (1995) Zakłócenie genu interleukiny 4 hamuje progresję choroby podczas zakażenia Leishmania mexicana, ale nie zwiększa kontroli nad zakażeniem Leishmania donovani. Zainfekować Immun 63:4894-4899,
65- Scaglia M, Villa M, Gatti S, Fabio F. (1989) Cutaneous leishmaniasis in acquired immunodeficiency syndrome. Trans Roy Soc Trop Med Hyg 83:338-339.
66- Smith PK, Krohn RI, Hermanson GT , Mallia AK, Gartner FH, Provenzano MD, Fujimoto EK, Goeke NM, Olson BJ, Klenk DC. (1985) Pomiar zawartości białka przy użyciu kwasu dwuchoninowego. Anal Biochem 150:76-85.
67- Sokal JE. (1975) Pomiar opóźnionych reakcji na testy skórne. N Engl J Med 293:501-502
68- Stager S, Joshi T, Bankoti R. (2010) Immune evasive mechanisms contributing to persistent Leishmania donovani infection. Immunol Res 47:14-24.
69- Subodh Kumar, Dinesh Kumar, Jaya Chakravarty, Madhukar Rai i Shyam Sundar (2012) Identyfikacja i charakterystyka nowego antygenu Leishmania donovani dla Serodiagnozy trzewnej Leishmaniasis Am. J. Trop. Med. Hyg 86:601-605.

70- Tiuman TS, Santos AO, Ueda-Nakamura T, Filho BP, Nakamura CV. (2011) Ostatnie postępy w leczeniu leiszmanizy. Int J Infect Dis 15:525-532.
71- Tuladhar R, Natarajan G, Satoskar AR. (2011) Rola współstymulacji w Leishmaniasis. Int J Biol Sci 7:1382-1390.
72- Zügel U, & Kaufmann SHE. 1999. Rola białek szoku cieplnego w ochronie przed chorobami zakaźnymi i ich patogenezie. Clin Microbiol Rev 12:19-39

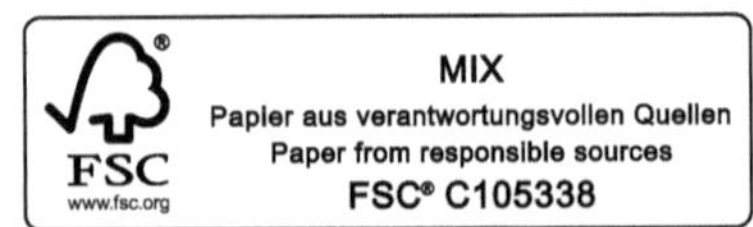

Printed by Books on Demand GmbH, Norderstedt / Germany